U0526683

宝宝皮肤护理宝典

新手父母也能轻松搞定小儿护肤

李倩 著

科学技术文献出版社
·北京·

中信出版集团｜北京

图书在版编目（CIP）数据

宝宝皮肤护理宝典：新手父母也能轻松搞定小儿护肤 / 李倩著 . -- 北京：科学技术文献出版社，2025. 4. -- ISBN 978-7-5235-2127-4

Ⅰ . R473.75

中国国家版本馆 CIP 数据核字第 2025KV7983 号

宝宝皮肤护理宝典：新手父母也能轻松搞定小儿护肤

责任编辑：宋嘉婧	责任校对：张永霞	责任出版：张志平

出 版 者	科学技术文献出版社
地　　址	北京市复兴路15号　邮编 100038
编 务 部	（010）58882938，58882087（传真）
官方网址	www.stdp.com.cn
发 行 者	科学技术文献出版社 中信出版集团发行 全国各地新华书店经销
印 刷 者	北京联兴盛业印刷股份有限公司
版　　次	2025 年 4 月第 1 版 2025 年 4 月第 1 次印刷
开　　本	880×1230 1/32
字　　数	202千
印　　张	10
书　　号	ISBN 978-7-5235-2127-4
定　　价	88.00元

版权所有　违法必究

购买本社图书，凡字迹不清、缺页、倒页、脱页者，本社发行部负责调换献给我们亲爱的女儿小柒,妈妈爱你,我的小天使。

也献给所有相遇、相识、认可我的宝妈和宝爸,

你们的信任,是我从医生涯中最宝贵的财富。

01 推荐序

孩子是祖国的花朵、家庭的希望，承载着期待与梦想。让孩子健康成长事关祖国和民族未来。对父母而言，学习儿童养护知识，科学养育和照护"小小孩"健康成长是至关重要的必修课。实践证明，就宝宝养育照护中的防病治病而言，预防是最经济有效的健康策略。为了更好地帮助家长护佑孩子健康成长，提高家长主动防病意识，让孩子少得病、不得病，首都儿科研究所附属儿童医院李倩医生精心编纂了《宝宝皮肤护理宝典》，就孩子皮肤护理进行科普。

这本书内容丰富全面，涵盖了宝宝皮肤护理的方方面面，从日常清洁到疾病预防等，做了详尽介绍。此书语言通俗易懂，即便是没有医学背景的新手父母，也能轻松掌握其中要领。李医生以其专业知识和丰富的临床经验，为年轻父母提供了一套科学、实用的宝宝护肤方法，让家长能够在育儿路上少走弯路，为孩子健康成长保驾护航。

"少年强则国强，少年智则国智"，这句话不仅是对孩子未来的美好期许，更是儿童医者、科普工作者和家长肩负的共同责任。我们所付出的一切努力，都是为了让孩子拥有更加强健的体魄、更加智慧的心灵。我们致力于守护孩子的健康，不仅是为了他们个人的幸福，更是为了国家的繁荣昌盛，并为孩子构筑更加美好的明天。

在这条育儿之路上，让我们携手同行，以《宝宝皮肤护理宝典》为伴，用爱与科学知识让每一个孩子展露笑容，让他们在阳光下茁壮成长，绽放属于他们的光彩。让我们共同期待，通过我们的努力，孩子能够拥有更加健康、快乐的童年，为未来打下坚实的基础。

张金保

首都儿科研究所党委书记

02 推荐序

湿疹类疾病在儿童患者中极为常见，且临床常呈现反复发作的趋势，严重影响患儿的生活质量，也极易导致患儿家属过度焦虑，使得他们迫切渴望得到医生具体的指导与帮助。然而，由于门诊患者数量众多，就诊时间有限，医生往往难以就患儿病情与家长进行深入细致的讲解。再者，皮肤病的专业术语通常晦涩难懂，用药过程也具有很强的特殊性。因此，借助皮肤科医生写的科普书籍，家长能够认识和了解湿疹类疾病，做到心中有数，这对于有效防治此类疾病至关重要。

作为国家健康科普专家库的成员，我一直思考如何以科学性、通俗性和实用性并重的方式，将健康知识传播给公众。对于儿童皮肤病，更加困难的是如何将复杂的医学知识转变为通俗易懂的语言，来缓解家长的焦虑情绪，让家长能够做好对患儿的护理。当看到《宝宝皮肤护理宝典》的书稿时，我顿感找到了答案。正如李倩医生在绪言中所言：这是一部"写给宝妈的小儿护肤指南"。这本书由北京大学医学部博士、首都儿科研究所附属儿童医院皮肤科李倩医生倾情奉献。她凭借八年的临床积累及与十万余名患儿和家长的密切接触，深刻体会到了家长在面对儿童湿疹时的种种困惑与挣扎。在书中，李倩医生用扎实的临床功底和深厚的理论知识详细剖析了湿疹的诱因、影响因素及诊断与鉴别诊断的要点，通过与宝妈对话的方式，娓娓道来，为家长提供了科学护理与治疗的指导建议，尤其是对不同部位湿疹的处理及药物使用等重要问题进行了十分详尽的阐述。此书文笔流畅，通俗易懂，科学实用，图文并茂，堪称一部令人爱不释手的科普佳作。

通读全书后，我深切感受到李倩医生对饱受湿疹病痛折磨的患儿的关爱，以及对因宝宝病情而深受困扰甚至自责的妈妈的同情。这部书是她在孕产期间克服身体不适和育儿重任的艰难情况下完成的，我对她的敬业精神深感敬佩。李倩医生以她的宝贵经验和聪明才智，为皮肤科医生做好科普工作树立了榜样，也为湿疹患儿的妈妈们提供了一部看得懂、记得住、用得上的著作。期待有更多的青年医师追随李倩医生的脚步，加入医学科普教育的队伍中，用自己正确的疾病防治理念，以生动、通俗的形式为更多人答疑解惑。

李若瑜

北京大学第一医院皮肤科主任医师、教授

国家皮肤与免疫疾病临床医学研究中心主任

2024年暑末秋初，北京

03
推荐序

第一次见到李倩医生是2021年,在我们的办公室。当时,她被好大夫在线网站评选为"年度好大夫",同事们请她来录视频,分享经验。和她打完招呼之后,我回到自己的座位,习惯性地打开好大夫在线网站,查了查患者对她的评价。一打开网页,几百篇好评扑面而来!"尊重患者""问诊详细""理解家长的焦虑""特别温柔""让人安心"……看着这一条条患者家属发自肺腑的感激评论,我当时就有一个疑问:她是怎么做到的?

第二次和李倩医生打交道,是她寄来书稿请我写序。打开书稿,刚刚读到绪言,之前的疑问顿时就解开了,我一下子就明白了为什么患者家属对她好评如潮。

我以前读过的很多医学科普书都紧紧围绕"病"这个主题展开,从开头到结尾讲知识、讲案例。但是,李倩医生这本书的开篇,却不是先讲"病",而是从"人"讲起,讲的是小儿湿疹这个"病"的背后所关联着的那个"人"—— 宝妈。

面对宝宝的湿疹，宝妈们的焦虑、自责、无助、艰辛，都被李倩医生看在眼里。而她的回应——"孩子起湿疹，不是您的错"——这开篇的第一句话，既给出了最暖心的理解，又饱含了她对宝妈们的关爱。我相信，任何一个因宝宝湿疹饱受折磨的宝妈，立刻就会被打动，立刻就会信任她，也愿意跟着她的治疗方案走。

这就是李倩医生获得宝妈们认可的根本原因：她不仅仅关注"病"，更关注"人"，关注宝妈这个特殊群体。她理解她们的痛苦，她愿意帮助她们。

她是怎么帮助宝妈的呢？

为了让操劳忙碌的宝妈快速抓住关键点，她用粗体、下划线标出书中的重点，就像老师一样划出重点。

为了让宝妈一下子就能读懂，她在书中添加了大量的插图，并且每一张插图都用心用意、精美无比。

为了帮助宝妈获得家中老人的支持，她还专门搞了一个"外挂"——随书附赠了一本"爷爷奶奶、姥姥姥爷专享手册"，这可真是组建家庭统一阵线的撒手锏啊！

为了让宝妈理解外用药的用法和用量，她专门写了一个章节，讲"怎么涂药"，类似的还有"怎么洗头""怎么洗脸""怎么用空调"……

把整本书翻看一遍之后，我深深地感到，只有真心为宝妈好，真心想帮助宝妈缓解焦虑，才能事无巨细地把这么多细碎的关键点，一条一条地覆盖到，耐心地讲清楚。李倩医生是真心想让宝妈们读懂、掌握并能正确操作，也是真心想帮助宝妈们战胜小儿湿疹。

世界是公平的，有多少付出，就会有多少收获。李倩医生发自心底地为宝妈好，宝妈们喜欢她，成为她的忠实粉丝，是再顺理成章不过的事了。

看完这本书，我想起了一个经常被问起的问题。在不同场合，医生们经常问我："在当今这个互联网时代，如何才能建立医生品牌？怎么才能成为一个互联网时代的好大夫？"

我的回答是，互联网时代，更加公开、透明、公平，真正的好行为，可以更快速地被识别、被传播，形成品牌。而好的医疗服务，一定是"以患者为中心"的。如果是发自内心地为患者好，并付诸行动，那一定能被患者感受到，一定会被患者喜爱、追随。

关注"病"之外，如何更关注"人"？李倩医生给我们做了一个很好的示范。这本书，不仅是帮助宝妈们战胜小儿湿疹的最好的教科书，也是值得每一位医生学习的"以患者为中心"的成功范例。

王航

好大夫在线创始人

2024年8月

目录

绪言 | 写给宝妈的小儿护肤指南

01　孩子起湿疹，不是您的错 …… 002
02　湿疹反反复复？这是正常现象 …… 006
03　我为何要写这本书？ …… 008
04　这本书有什么独特之处？ …… 010

第一章 | 关于湿疹，这九个基础知识要熟知！

01　小宝为何会起湿疹？ …… 016
02　湿疹有哪些类型？ …… 022
03　湿疹有哪些特点？ …… 026
04　湿疹会传染吗？ …… 031
05　湿疹能去"根儿"吗？ …… 033
06　小宝起湿疹，要做过敏原检测吗？ …… 036
07　小宝起湿疹，是否要忌口？ …… 042
08　小宝起湿疹，是因为食物过敏吗？ …… 045
09　涂抹的湿疹药膏需要擦掉吗？ …… 050

第二章 | 关于湿疹，这四大谣言要远离！

01　小宝起湿疹后不能洗澡？错！ 054

02　小宝起湿疹后不能涂润肤霜（乳）？错！ 060

03　小宝起湿疹后家里不能开空调？错！ 064

04　治疗湿疹不能用激素药膏？错！ 068

第三章 | 关于湿疹，这九大须知要牢记！

01　激素药膏何时开始用？何时停用？ 074

02　常用激素药物强弱效排序 078

03　如何判断是否对药膏、润肤霜（乳）过敏？ 084

04　药膏涂多厚？参考"指尖单位"原则 088

05　激素药膏怎么用？用多少？ 092

06　湿疹伴有破溃时怎么办？ 097

07　激素药膏吃进嘴里怎么办？ 099

08　洗澡、抹润肤霜（乳）和抹药的顺序 106

09-1　小宝护肤三大法宝之保湿 110

09-2　小宝护肤三大法宝之清洁 116

09-3　小宝护肤三大法宝之凉快 120

第四章　从头到脚，分部位预防与治疗湿疹和皮炎

01	为何要分部位讲解湿疹和皮炎的预防与治疗？	130
02	躯干湿疹怎么办？	134
03	胳膊和腿上的湿疹怎么办？	137
04	头皮湿疹怎么办？	141
专栏 01	如何给小宝洗头？	148
05	面部湿疹怎么办？	154
专栏 02	如何给小宝进行面部清洁？	157
06	新生儿痤疮怎么办？	163
07	眼周湿疹怎么办？	170
08	耳部湿疹怎么办？	175
09	口水疹怎么办？	181
10	间擦疹怎么办？	186
11	沙土皮炎怎么办？	192
12	蚊虫叮咬怎么办？	198
13	手足湿疹怎么办？	207
14	汗疱疹怎么办？	214
专栏 03	怎么区分足癣（脚气）和足部湿疹？	218
15	肛周湿疹怎么办？	224
16	外生殖器部位起湿疹怎么办？	229

17	尿布疹（红屁屁）怎么办?	233
专栏 04	如何给女宝宝洗屁屁?	243
专栏 05	如何给男宝宝洗屁屁?	250

第五章　一种特殊类型的湿疹：特应性皮炎

01	认识特应性皮炎	256
02	如何判断小宝是不是患特应性皮炎?	260
03	特应性皮炎护理和治疗的特殊性	268

第六章　区分荨麻疹和湿疹

| 01 | 另一类常见的过敏性皮肤病：荨麻疹 | 276 |
| 02 | 起荨麻疹怎么办? | 282 |

附录　小宝食物／药物日记　289

后记　297

绪言

写给宝妈的
小儿护肤指南

01
孩子起湿疹，不是您的错

在日常门诊和互联网医疗平台问诊时，我发现这样一个现象，不少宝妈①会把小宝起湿疹这件事，怪罪到自己的头上。

门诊中，有一位宝妈给我留下了非常深刻的印象，那是下午门诊快结束的时候，按了呼叫器叫号以后，进来了一个胖乎乎的小男孩，大概六七岁，但是迟迟不见家长进来。小男孩脸上的湿疹比较重，他看了看我，神情有些扭捏。我问道："宝贝儿，怎么就只有你自己？爸爸妈妈呢？"小男孩苦笑了一声，然后用手指了指门外说："阿姨，我妈妈在外面哭。"当时我以为出了什么大事情，赶紧起身出去，出门发现一个三十岁出头的妈妈，蹲在地上哭。

"您好，您是里面小宝的妈妈吧？"我问道。

宝妈没有抬头，只是轻轻地点了点头，然后用手里的纸巾擦了擦眼泪，"医生，我是他妈妈。"

"那您跟我进去啊，怎么让小宝自己一个人进去呢！"我笑着说

---

① 护理小宝的重任，多为宝妈承担，因此书中称呼主要使用"宝妈"，希望更多的宝爸能主动参与进来，与宝妈分担这一艰巨而光荣的任务；如果您是宝爸，此刻正在阅读本书，平时也跟宝妈一起护理小宝，我将真心为您点赞！

道，"您不进去，光在外面抹眼泪，可是吓我一跳。"

宝妈坐下，眼泪就止不住地流了出来："医生，都是我不好……都是我的错……"宝妈说这话的时候，小宝用双手揽住了她的腰，瞪着一双大眼睛，四下打量着诊室的上上下下。听到宝妈自责，我心里其实也很难受，从宝妈的话里，我能听出她对孩子的关爱。我问宝妈："小宝妈妈，先别哭，您跟我说说，为啥说是您的错？""孩子照顾得不好，那肯定是当妈的错啊……在外面候诊的时候，看到别的孩子脸蛋儿那么好，我家娃却……"说到这里，宝妈已经泣不成声。在后面的问询中，我了解到，其实宝妈日常护理做得还比较细心，只是因为在网上查到使用激素药膏会有副作用，所以一直没有给小宝用激素药膏，只是靠抹润肤霜来保湿。

这是妈妈的错吗？我不认为这是妈妈的错，这位妈妈照顾小宝已经比较用心，只是网络上片面的信息误导了她。对于没有医学背景的宝妈来讲，要甄别网络上的这些医疗信息的真假，并不是一件容易的事，而这个时候，出于对小宝的保护，大多数宝妈会秉着宁可信其有的态度去做选择。

另一个宝妈，也给我留下了很深刻的印象，她和小宝姥姥一起带小宝来就诊，小宝7个月大，还在纯母乳喂养阶段。在询问病史的时候，小宝姥姥有些不满地跟我强调："医生，这湿疹就是她妈妈吃的有问题，非得吃羊蝎子，那是发物，孩子能不起湿疹吗！"宝妈略带歉意地附和道："是我的错，是我的错。"之所以对这位宝妈印象很深刻，是因为当时小宝姥姥强调了好几遍"那是发物，肯定得起湿疹"，而每次宝妈都会附和同样的话——是我的错。当然，后面我会讲到，其实绝大多数情况下，小宝起湿疹跟宝妈吃的食物没有关系。

还有一个给我留下深刻印象的宝妈，她几乎把所有的责任都揽在了自己的身上，小宝进诊室后，手不小心碰到了诊室门，宝妈赶紧拉着小宝的手安慰道："都是妈妈不好，疼了吧？"

刚坐下来，小宝说："妈妈，我把矿泉水落在椅子上了。"宝妈赶紧起身出去把水瓶拿了进来，给小宝的时候，连连说道："都是妈妈不好，妈妈一听到医生叫号，太着急了。"

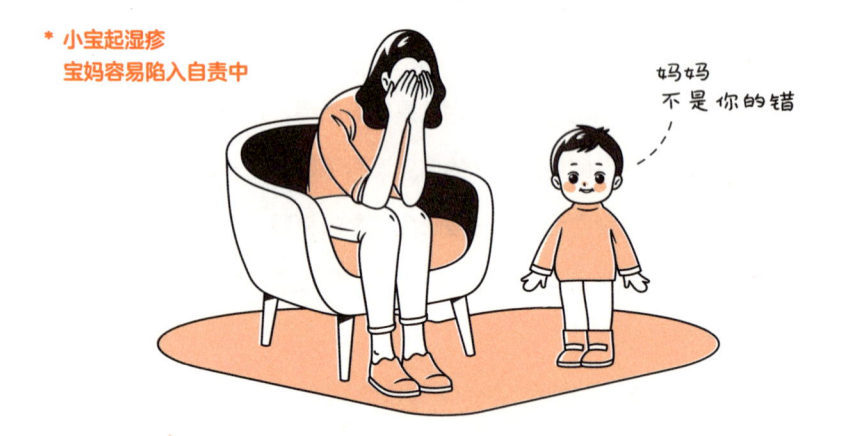

* **小宝起湿疹**
  宝妈容易陷入自责中

妈妈不是你的错

询问病史的时候得知，近一个月，小宝的湿疹已经反复起了好几次，问到这里，宝妈心疼地摸了摸小宝的头，因为这段时间，宝妈到国外封闭培训，并不在家。"都是妈妈的错，是妈妈没有照顾好宝宝，妈妈不该出差。"宝妈不停地自责道。

后来发现，小宝之所以反复几次起湿疹，是因为当月月初的时候小宝感冒了一次，感冒的那几天，小宝比较怕冷，就关掉了空调。后面虽然感冒好了，但是小宝心里害怕，担心开空调就会感冒，一直不让家人开空调，所以家里的温度一直都在28~29℃。另外，小宝很容易出汗，所以也容易起湿疹。而这些宝妈并不知晓，封闭培训期间的节奏很快、管理很严，而且国外与国内有时差，宝妈能看手机的时候，国内都是夜里了，小宝也睡了。如果非要找一个人来承担"错"，那在我看来，也完全轮不到宝妈，因为家里还有爷爷奶奶和宝爸，宝妈不在身边，无法亲自照顾小宝，这怎么能是宝妈的错呢？

在门诊中，带小宝来就诊的家属中，宝妈占比能有七八成，而这些话，我几乎每天都能听到——"都是妈妈不好！都是妈妈的错！"我很能理解宝妈的心情，可是作为医生，我想对各位宝妈说一句："孩子起湿疹，不是您的错，请不要自责，别给自己过多的压力。"

第一，湿疹是一种很常见的过敏性皮肤疾病。它的病因很复杂，包括多种内外因素，目前都没有一个定论。第二，湿疹的发病率很高。我在互联网医疗平台上的问诊患者数有近20 000人次，粗略地统计一下，将近80%的患者问诊咨询的疾病是湿疹！

您看，湿疹就是这么一个病因很复杂、发病率很高的皮肤疾病。客观地讲，小宝起湿疹，是一件再正常不过的事，就像我们成年人会感冒一样正常。

02
湿疹反反复复？这是正常现象

即便知道这个客观事实，很多宝妈还是容易陷入自责的泥潭无法自拔。究其原因，那就是湿疹太容易复发了，好不容易用药控制住了，刚停药两三天又复发了。再用药又担心副作用，不用药小宝又难受，这样反反复复地折磨，当妈妈的看在眼里，疼在心里，真的是心力交瘁，很容易内疚自责，甚至焦虑或抑郁。

其实，湿疹除了病因复杂不易明确、发病率高这2个特点之外，还有一个特点就是，容易复发！我经常安慰宝妈说："湿疹如果不复发就不叫湿疹了。"而湿疹最典型的症状"瘙痒"，会严重影响小宝的日常生活（尤其是睡眠质量）。婴幼儿还不会用语言表达不舒服，往往会通过哭闹、烦躁、身体扭动等方式表达出来，大一点的小宝可能直接上手把皮肤抓得血淋淋的，导致被褥上都是血渍。因为睡不好，他们容易心情烦躁、脾气大、爱吼叫。小宝这些异常的表现，都能被细心的宝妈捕捉到。虽然湿疹易反复是正常现象，但是对于宝妈来说，看着小宝反复遭受湿疹的困扰，总是一件很痛心的事情。一次两次还好，次数多了，宝妈的心态就崩了！

在这里，我想对宝妈说一句："您辛苦了！"小宝起湿疹遭罪，只是短暂的、小小的"不幸"，但是，有一个深爱自己的妈妈，则是他们永远的、大大的"幸运"。

我们或许改变不了湿疹发病率高、易复发的客观事实，但是，我们可以改变对湿疹的认识、皮肤的护理方式（可以减少湿疹复发）和自身的心态。**坦然接受不能改变的，努力改变能改变的。**拒绝"玻璃心"、培养一颗"大"心脏、用知识武装自己，宝妈才能真正帮助小宝，让小宝少受甚至免受湿疹的困扰，成为小宝的榜样和坚强的后盾。

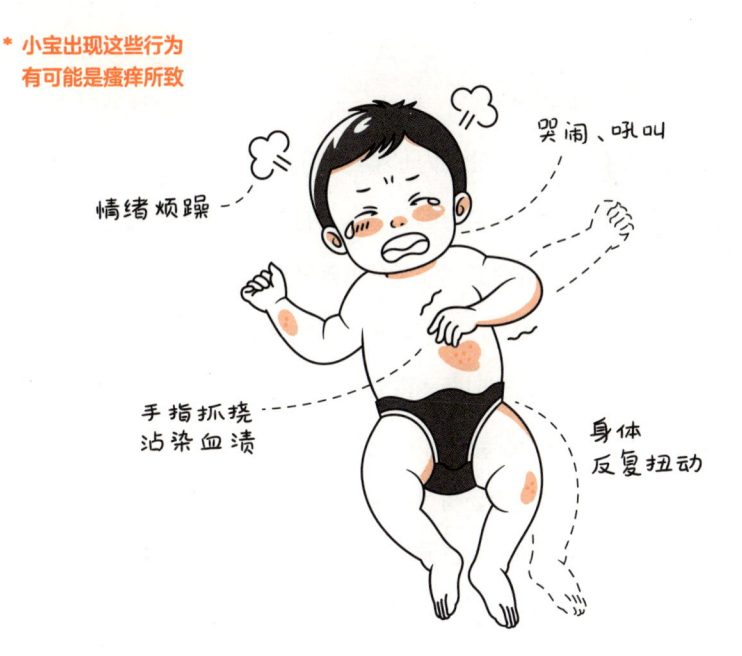

* **小宝出现这些行为有可能是瘙痒所致**

哭闹、吼叫

情绪烦躁

手指抓挠沾染血渍

身体反复扭动

03
我为何要写这本书？

如何才能够帮助宝妈调整心态，拥有一颗强大的心脏呢？

我一直坚持在互联网医疗平台和短视频平台上讲解湿疹的有关知识，这些知识也确实帮助到了一部分宝妈，让宝妈能够正确认识湿疹和及时地处理湿疹，少走一些弯路。

看了这些短视频科普，宝妈会点赞、会在评论区里留言表达感谢，这些积极的反馈总让我内心感到暖暖的。可是，因为工作忙碌，我无法及时解答宝妈留言咨询的问题，有些留言，甚至过了半个月、一个月我才看到。当我时隔很久才看到某个宝妈认真写下的一大段文字时，除了愧疚，内心还会有深深的无力感。因为所有的留言都是我自己回复，而一个人的时间和精力总归是有限的，我无法及时查看所有留言，更无法一一回复。

此外，短视频科普还有其局限性，宝妈无法及时找到自己想找的内容。在我的账号下，有近两百个科普视频，当宝妈需要重温某个知识点时，往往得花不少时间去查找，而找到了对应的视频，还要花时间再去看一遍甚至多遍，看完之后还得理解、消化和判断——完成这一系列的动作，要比看书多花费数倍的时间和精力。

在我怀孕后的第二个月，收拾旧物时，我看到了在北京大学读书时，小伙伴送我的一本书。书的扉页上，写着著名作家高尔基先生的名言"书籍是人类进步的阶梯"。一个大胆的想法在心中油然而生——写一本讲湿疹的书！这本书将是我送给宝宝的第一份礼物，它也将会帮助到万千新手妈妈，让宝妈更高效地护理小宝的皮肤。

书之于短视频科普有着很大的优势，书的内容更加系统，对于宝妈来说，也更方便查阅和回看。读书的仪式感更强，就如写信之于电子邮件一样，读手写的信件，我们会更认真、更用心。而且，在读书的时候，我们还可以做好记录，写下自己的心得体会，这是对小宝成长的记录，长大后的小宝看到这本书，眼前也能浮现出妈妈为自己跟湿疹"战斗"的场景。正所谓"没有记录，就没有发生"——宝妈读书时的心得、记录，于小宝而言，将是一份宝贵的成长笔记和礼物。

04
这本书有什么独特之处？

如何让这本书真真正正地帮助到宝妈，让它成为宝妈呵护小宝皮肤的"武功秘籍"？它必须具备以下几个特点。

首先，本书要通俗易懂，深入浅出。

这本书要让"0医学基础""0养娃经验"的新手宝妈都可以轻松读懂。它不是医学教材，不会有太多的学科知识和专业术语。能用大白话来表述的内容，我会尽量用大白话来讲解。医学是极其专业和复杂的学科，一名医学生平均要花10年左右的时间去学习、积累，才能成长为一名合格的医生，宝妈怎么可能用几小时或是几天的工夫就学透呢？

这本书中，没有教宝妈如何去判断是什么皮疹，最主要的原因就在于术业有专攻，疾病的诊断，要由专业的医生进行。此外，建议宝妈不要在探究医学原理上花费太多的时间和精力，要知道，有不少疾病的病因至今未明。

其次，本书要老少咸宜，能帮年轻人"说服"老年人。

在门诊和线上问诊时，我遇到了太多的宝妈向我求助（说抱怨也行）："李医生，求您跟我妈说一下吧，起湿疹是可以洗澡的，老人一直不给洗，说孩子得了湿疹就怕湿！家里也不让开空调，都30多度了……""李医生，能帮忙跟我婆婆说一下吗？孩子痒得厉害，她死活不让用激素，我都跟她吵过很多次了，真的要崩溃了……"

是的，小宝湿疹的治疗中不仅有医生和宝妈之间的沟通，还有家庭成员之间的配合。因为护理、用药理念的不一致，有的家庭长期关系不和，甚至到了剑拔弩张的地步。老人有养娃的经验，但往往缺乏一些必要的医学知识。

其实，作为小宝的亲人，大家的目标是一致的，都希望小宝健康成长。这个时候，需要有个第三方站出来说点客观公正的话。但是，宝爸通常不适合扮演这个角色，因为处理不当，就容易涉及"站队"问题，反而会加剧家庭矛盾。

这个第三方的角色，最好就是专业的医生。医生的书，可以把科学的护理、诊疗观念传达给老人。即便是家里70岁的老人，只要识字就能读懂医生的话，就能理解医生所传达的观念。因此，我把老人跟年轻人经常会产生分歧的内容，简洁明了地汇集成册，即随书附赠的《宝宝皮肤护理宝典——爷爷奶奶、姥姥姥爷专享手册》。其字号较大，方便家中老人阅读，内容表述简单直白，更适合老人理解。

* 随书附赠老人专享手册，更容易阅读

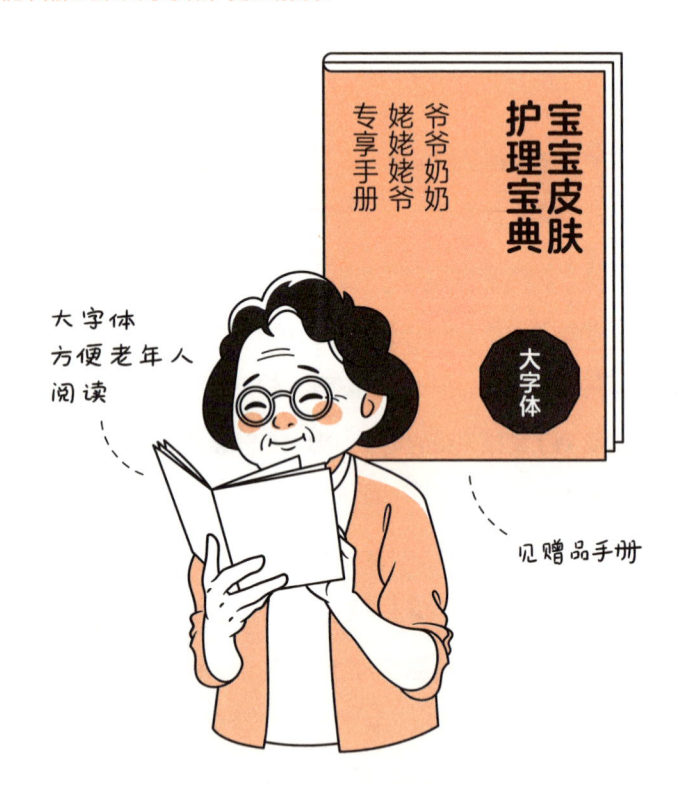

再者，本书以实操为主，理论为辅，落到实处。

在书中，我会详细地教宝妈如何针对不同的部位进行护理、如何用药（次数、剂量、时间、手法等），当然这是在已经由专业的医生给出诊断的基础上。小宝生病起皮疹了，宝妈一定要线上咨询医生或者带小宝线下就诊，由医生给出诊断后再治疗，不要自行诊断，否则会有风险。这就像跑步比赛，需要有正确的方向和科学的跑步方式，医生的诊断就是在给我们指明方向，而这本书的作用，就是在明确方向的基础上，辅助宝妈更科学地"跑步"。

最后，本书最大的亮点就是按照身体部位对实操内容进行讲解。

小宝全身都有可能起湿疹，而不同部位的湿疹护理和治疗重点是不同的。分部位讲解，宝妈可以在书中快速找到对应的部分，节约时间和精力，如果小宝的某一个部位反复起湿疹，那就只需要重点阅读这一部分内容即可。当然，不论是哪个部位起湿疹，宝妈都需要认真阅读前面关于湿疹的基础知识和皮肤护理的常规指导。除了湿疹的治疗和护理，我也一并讲解了一些常见的儿童皮肤病（如口水疹、尿布疹、沙土皮炎、虫咬皮炎），以方便宝妈更好地护理小宝。

需要提醒宝妈的是，书中所讲解的内容，仅代表我个人的认知和观点，对于同一种疾病，不同医生的诊断、治疗方案可能有所不同，而且用药时不同患儿也会存在个体差异。这本书，我花了两年半的时间去整理和编写，虽经反复斟酌、修改，但难免会有疏漏和不妥之处，如有发现，欢迎批评指正。

与湿疹的斗争是一场接力赛。三分靠治疗（医生负责），七分靠护理（宝妈负责）。亲爱的宝妈，写一本干货满满、简单实用的书，是我所能做出的最大努力，我把接力棒交给您了，只要认真阅读、细心实操，相信在这场接力赛中，我们一定能够取得最后的胜利。让我们一起努力，战胜湿疹！

第一章

关于湿疹，
这九个基础知识
要熟知！

01
小宝为何会起湿疹？

"**湿疹**"可以说是皮肤科最为常见的一类过敏性疾病，各个年龄段均可发病，更多发于儿童和青少年时期。湿疹的英文"eczema"，源于希腊语"ekzein"。"ekzein"的意思是"to boil over"（沸腾、冒气泡），这个词语是对湿疹常常伴有破溃和渗出的形态学描述。此外，湿疹通常还伴有严重的瘙痒，看着小宝抓挠、烦躁，宝妈心里更难受。湿疹特别容易复发，影响小宝生活质量的同时，也给宝妈带来了很大的心理负担。不少宝妈心中会有这样的疑虑：小宝为什么会起湿疹呢？

其实，引起湿疹的因素非常复杂，有内因，有外因，常为内外因相互作用的结果。接下来，我们一起来看一下，引起湿疹最常见的3个因素。

第一，皮肤屏障功能发育不完善

皮肤就像是城墙一样守护着我们的身体，如果城墙没砌好，如砌得比较矮或者厚度不够,那就很难抵御外界的刺激。皮肤屏障由皮脂膜和角质层构成。皮脂膜是由皮脂腺分泌的皮脂、脱落的角质细胞和汗液经过乳化作用形成的一层薄膜,呈弱酸性,能够锁住皮肤水分,保持皮肤健康。医生之所以不建议一天洗很多次脸,主要原因就在于多次洗脸有可能会破坏皮脂膜。角质层是表皮最外层结构,由10~20层死亡的、扁平的角质细胞组成,角质细胞间充满了脂质,由此形成了"砖墙结构",能够减少水分的散失,对机体形成保护。角质层会进行新陈代谢,角质细胞代谢周期一般为28天。所以,小宝要尽量少用去角质的洗护产品,避免对角质层造成人为的伤害。2岁以下的小宝,皮肤屏障发育不够完善,对机体的保护作用较弱。当皮脂膜或角质层受损时,皮肤原本较为脆弱的屏障功能会进一步降低,丢失的水分会增加,外界刺激也更容易"长驱直入",从而导致皮肤出现干燥、红肿、瘙痒等症状。

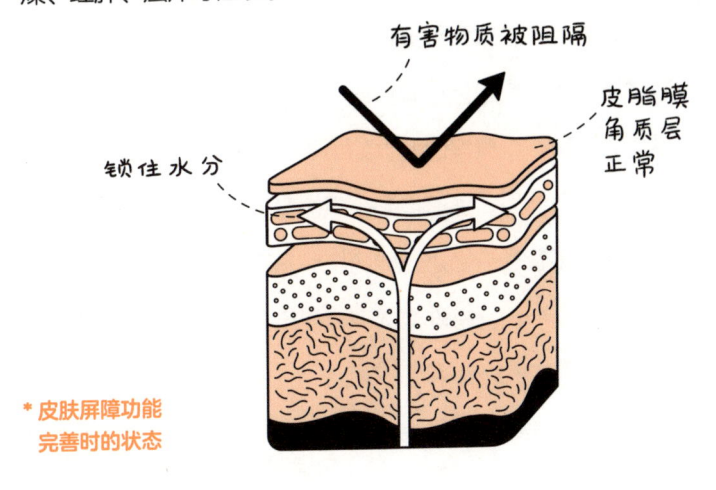

* **皮肤屏障功能完善时的状态**

* **皮肤屏障功能
不完善 / 受损时的状态**

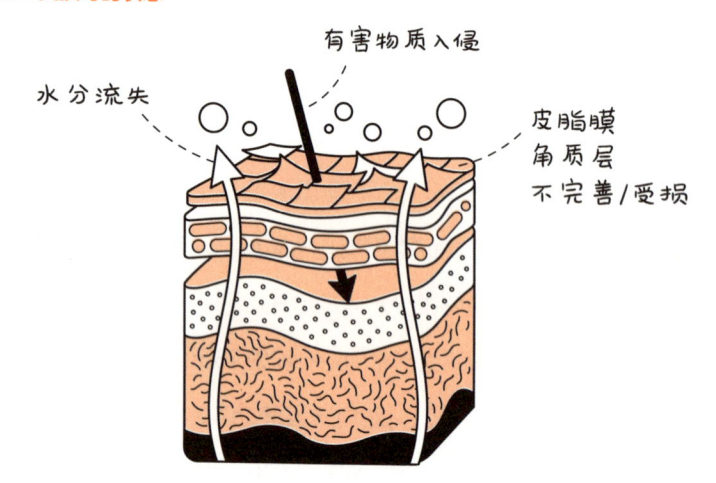

有害物质入侵
水分流失
皮脂膜
角质层
不完善/受损

第二，遗传因素

门诊中我们常说的"过敏体质"，指的就是这个。小宝的父母、爷爷奶奶、姥姥姥爷等（主要看三代以内有血缘关系的亲属），如果有人是过敏体质，那小宝遗传过敏体质的概率就会高一些。当然，过敏体质的遗传会存在一个概率问题，如果爷爷奶奶、姥姥姥爷是过敏体质，父母不是过敏体质，那遗传到小宝的概率相对会低一些；如果父母是过敏体质，不管爷爷奶奶、姥姥姥爷是不是过敏体质，那遗传到小宝的概率都会高一些；特殊情况——如果父母都是严重的过敏体质，那小宝也是过敏体质的概率就更高了。

那如何判断是不是过敏体质呢？我列举了一些过敏体质常见的过

敏症状，宝妈可根据家人的日常表现，进行一个粗略判断，过敏体质往往会有其中的一种或多种表现。

过敏体质可能有的日常表现

👁	眼部不适	有过敏性结膜炎，眼睛总觉得很痒，会不自觉地揉眼，尤其在花粉季会比较严重
👃	鼻子不适	有过敏性鼻炎，爱打喷嚏、流清水样鼻涕、鼻子很痒、容易鼻塞等，也是在花粉季会比较严重
🫁	哮喘	有哮喘的表现，患者会有突发的喘憋症状，阵发性的咳嗽，通常哮喘症状在夜间会比较严重
🫃	消化道问题	有食物过敏的表现，如有些食物吃完后全身会发肿（类似荨麻疹的症状）且伴有喘憋（类似哮喘的症状），或出现腹泻、血便等
🖐	皮肤问题	起荨麻疹（常见的是顽固的慢性荨麻疹），或是特应性皮炎（常伴有皮肤干燥症状）
💊	药物过敏	对一些药物过敏，比如抗生素（青霉素、磺胺、头孢类药物等），以及一些神经系统类或解热镇痛类药物等

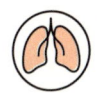

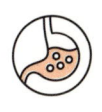

如果是遗传因素，那就是基因的问题了，基因在受精卵形成的那一刻就已经决定了，后期无法改变。我们能做的就是给小宝做好日常皮肤护理，起湿疹时，能够及时对症治疗，减轻湿疹对小宝日常生活（尤其是睡眠质量）的影响。

第三，外界环境的刺激

以上2个因素，都属于内因，而外因主要是外界环境中的一些刺激因素，最常见的是高温炎热、出汗刺激、气候干燥、紫外线照射、大风、空气污染、搔抓、摩擦等。

* 常见外界环境刺激因素

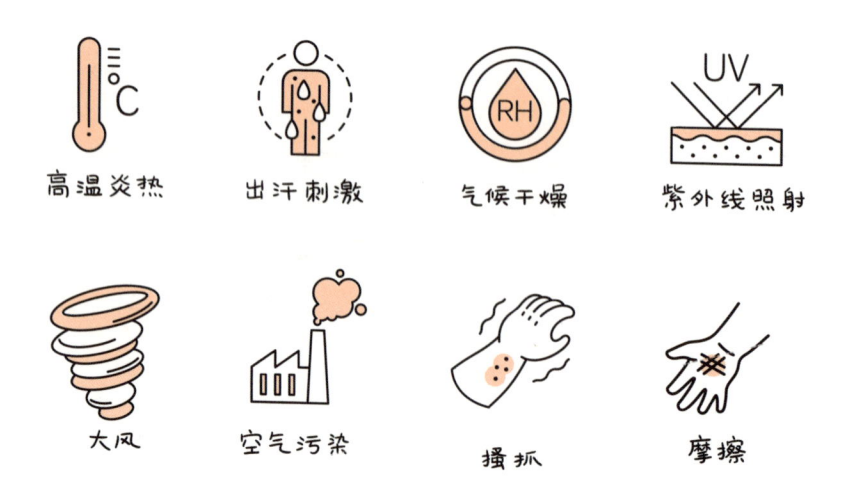

| 高温炎热 | 出汗刺激 | 气候干燥 | 紫外线照射 |
| 大风 | 空气污染 | 搔抓 | 摩擦 |

不同于内因，外因往往是我们可以干预和控制的。**控制外因是我们战胜湿疹最关键的一环，这也是我们皮肤科医生平时一再强调的：加强护理。**对于外因，我们可以有针对性地采取措施，例如，在夏季要注意防晒和降温（控制温度和出汗），在冬季要注意润肤，恶劣天气减少外出，避免接触刺激物，家里保持干净整洁，衣物要穿宽松柔软的，等等。

当然，湿疹的原因不止上述3个，还有很多，如精神压力过大、内分泌失调、皮肤免疫功能紊乱等都有可能引起湿疹。对于宝妈而言，我们对湿疹的原因有一个大致的了解即可，**重要的是小宝没湿疹的时候做好预防护理，起湿疹的时候进行及时正确的治疗，减少湿疹给小宝带来的影响。**

最后，我们再次回顾一下之前所说的，湿疹的防治，我们要接受不能改变的（内因：小宝皮肤屏障功能发育不完善、遗传过敏体质），改变可以改变的（外因：温度、湿度、衣物、紫外线等），一定要做好防护，才能有效降低湿疹发生的概率。

02
湿疹有哪些类型？

"李医生，我家小宝上周三去医院的时候，医生说是急性湿疹，这周另一个医生又说是干性湿疹，我都蒙了，到底是哪种湿疹啊？"这是一个宝妈在好大夫在线平台上问诊时，发给我的原话。

恐怕不少宝妈都有同样的困惑，同样的皮疹，在不同医生那里似乎得到了"不同的诊断"，由于不好意思问或是就诊时间有限来不及问，宝妈在诊室没问清楚，最后带着满腹的疑惑离开医院：是不是医生误诊了？

其实，两位医生的诊断并非误诊，只是遵循的分类标准不同导致其侧重点不同而已：**急性湿疹是根据发病过程来说的，干性湿疹是按照发病原因来说的，同一种疾病，有可能既是急性湿疹，又是干性湿疹**。打个比方说，某个小宝，家里人都喊他小名"花生米"，到了学校，老师和同学会叫他的大名"王明明"，在英语课上外教又叫他的英文名"Kevin"，都是同一个人，只是不同场合、不同人的叫法不一样而已。

下面我简单地介绍一下门诊常见的4种湿疹分类方式。这里主要是希望能帮助宝妈避免因为疾病名称不同而对医生的诊断产生怀疑，毕竟，**医患之间的信任是医疗的根本，是疗效的重要保证。**

第一，根据湿疹发病过程（或者发病阶段），可以将湿疹分为急性湿疹、亚急性湿疹和慢性湿疹。急性湿疹发病急、症状重，多伴有破溃和渗出；慢性湿疹病程长，皮损慢性化，主要为增厚的苔藓样皮疹，通常无渗出；亚急性湿疹则介于两者之间，由急性湿疹未痊愈或未及时治疗发展而来。有的病例会经历由急性湿疹到亚急性湿疹，再到慢性湿疹这3个发展阶段；有的在急性期（或者亚急性期）就已及时得到治疗和控制，不会发展成慢性湿疹；也有病例在发病时就表现为慢性湿疹。起湿疹时，全身不同的部位也可能呈现不同阶段的皮疹状态，如头上是新发的急性湿疹，手上是1个月前出现的慢性湿疹。

第二，根据湿疹的原因和症状，可以将湿疹分为湿性湿疹和干性湿疹。湿性湿疹不是由皮肤湿润引起的，它描述的是皮疹的状态，有**水疱、渗出或糜烂，看上去湿乎乎的，往往是由抓、挠、蹭或者病情较急、较重所致。**干性湿疹常见于秋冬季节，主要是由皮肤水分散失过多、太干燥引起的，常见表现为脱屑（也就是"白皮儿"），皮肤皱皱巴巴的不光滑。

第三，根据湿疹的部位来分类，这个比较好理解。门诊常见的有面部湿疹、眼部湿疹、耳部湿疹、口周湿疹、躯干部位湿疹、手部湿疹、足部湿疹、肛周湿疹、外阴湿疹、阴囊湿疹等。

第四，根据湿疹的形态进行分类，主要分为红斑性湿疹、丘疹性湿疹、水疱性湿疹、糜烂性湿疹、结痂性湿疹、皲裂性湿疹、苔藓样湿疹等。

湿疹的分类

分类标准	湿疹类型
湿疹发病过程／阶段	**急性**湿疹、**亚急性**湿疹和**慢性**湿疹
湿疹的原因和症状	**湿性**湿疹和**干性**湿疹
湿疹的部位	**面部**湿疹、**眼部**湿疹、**耳部**湿疹、**口周**湿疹、**躯干部位**湿疹、**手部**湿疹、**足部**湿疹、**肛周**湿疹、**外阴**湿疹、**阴囊**湿疹等
湿疹的形态	**红斑性**湿疹、**丘疹性**湿疹、**水疱性**湿疹、**糜烂性**湿疹、**结痂性**湿疹、**皲裂性**湿疹、**苔藓样**湿疹等

前两种分类方法在门诊中应用得最多。但不管医生怎么称呼，我们的用药原则和方法不会因为名称而发生改变，所以，宝妈无须因为名称的不同而纠结。当然，如果在门诊中，宝妈对不同医生所诊断的湿疹名称有疑问，还是建议及时提出，以减少不必要的猜测和疑虑。

＊按原因和症状分类的湿疹类型

湿性湿疹
有渗出、水疱
或糜烂

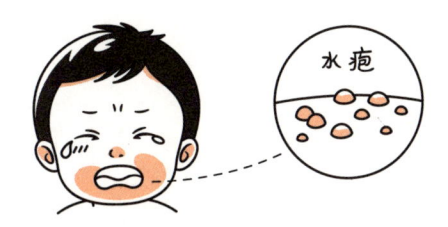

水疱

干性湿疹
皮肤干燥
有细裂纹
常伴有白皮儿

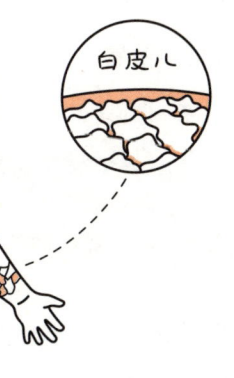

白皮儿

03
湿疹有哪些特点？

通过前面两节的内容我们知道，湿疹的病因复杂、类型较多。这一节我们来看看，湿疹有哪些特点。正所谓"知己知彼，百战不殆"，了解了湿疹的特点，宝妈可以更及时、从容、科学地应对小宝的湿疹问题，避免错误处理。

特点一：多形性

湿疹的皮损形态多种多样，可表现为红斑、丘疹、水疱、糜烂、鳞屑等。小宝身上起湿疹时，不同部位可能会有不同的皮损表现，比如手上表现为丘疹，腿上表现为水疱；同一个部位也可能同时存在多种皮损表现，比如胳膊上面有大片的红斑，红斑上有一些水疱，个别地方的水疱会因为搔抓而出现糜烂或结痂。此外，在不同阶段，湿疹的表现也不相同。比如，急性湿疹通常以红斑、丘疹、水疱、渗出等为主；亚急性湿疹的渗出会减少，同时出现结痂或者鳞屑等；慢性湿疹则往往表现为皮肤增厚、苔藓样变、出现色沉等。

* 湿疹的多形性

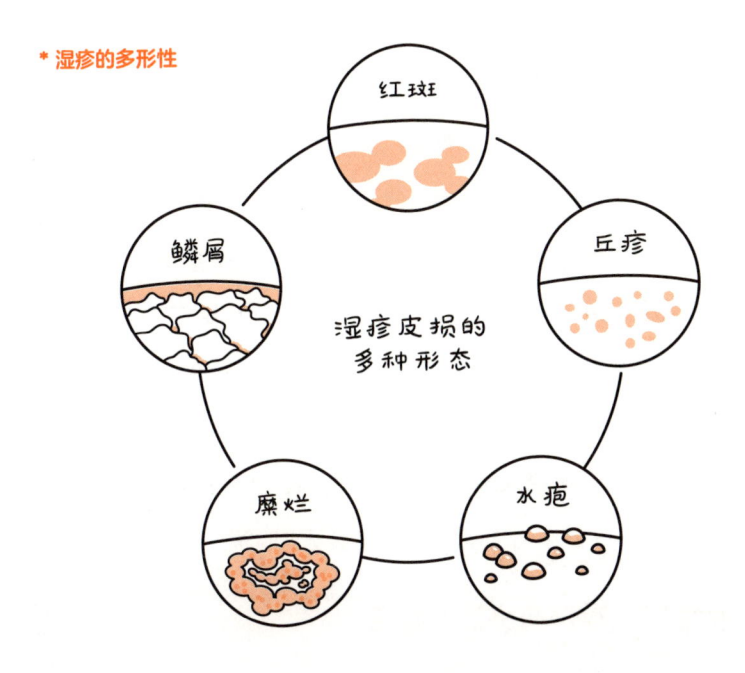

湿疹皮损的多种形态
- 红斑
- 丘疹
- 水疱
- 糜烂
- 鳞屑

特点二：分布常具有对称性

湿疹的皮损可以是分散的，也可以是融合的，但多具有对称性，如在双侧面部、躯干两侧等部位对称性地出现。但这不是绝对的，比如湿疹早期可能就是单侧出现，再比如，单侧肢体接触了刺激物而引起的湿疹可能也只在单侧出现（例如，小宝爱朝左侧睡觉，左侧面部出现湿疹时，右侧面部可能并没有变化）。因此"分布常具有对称性"这个特点，反过来推理并不成立，即有的宝妈根据小宝皮疹不对称就排除湿疹的可能性，这是不可行的。

特点三：有渗出倾向

尤其是急性期的湿疹，发病急、进展快，红斑、丘疹等或融合成片，或密集拥簇，同时可能伴有水疱、丘疱疹。由于剧烈瘙痒而反复搔抓或接触了外界的刺激，丘疹、水疱、丘疱疹等顶部破溃，会露出鲜红的糜烂面，且伴有渗液。即使是慢性湿疹也可能由于皮肤干燥皲裂而出现破溃和渗出。

由此，也可以理解，**湿疹之所以叫"湿"疹，并不是宝妈理解的怕湿、怕水，也不是老人经常提及的湿气重，而是指湿疹易伴有渗出**。当湿疹合并细菌感染时，皮肤的炎症会更加明显，渗出也会加剧。

特点四：常伴有剧烈的瘙痒

湿疹通常会伴有剧烈的瘙痒，影响小宝的生活质量（尤其是睡眠质量）。大一点的小宝还知道抓，还会说出来，但婴幼儿还不会表达，宝妈如何判断婴幼儿是否有瘙痒症状呢？这是很多宝妈问及的一个问题。

其实判断起来也不难，因为小宝会用一些肢体语言告诉我们。如果小宝不断地扭动身体、用皮疹部位去蹭宝妈，或者试图去抓挠皮疹部位，那很有可能是痒了。另外，宝妈可以观察小宝的睡眠情况，如果小宝睡得不踏实，总是夜醒，也可能是因为瘙痒，但需要排除其他的因素（如消化道、呼吸道相关的问题）。

瘙痒的程度主要取决于湿疹的严重程度和小宝对瘙痒的感知。通常炎症越重,痒得越厉害,一些轻微的红斑可能没有瘙痒症状。当然,每个人对痒的感知也不太一样,同样的湿疹,有的小宝觉得很痒,有的小宝觉得不太痒,这也是正常的。

* 起湿疹的小宝常因瘙痒
  影响睡眠质量

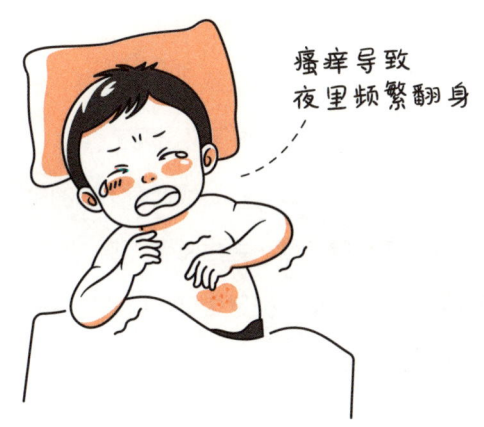

瘙痒导致夜里频繁翻身

特点五:易复发

湿疹反反复复发作,不仅折磨着小宝,也折磨着家长。根据我的临床经验,湿疹复发的概率非常高。而湿疹的复发通常可以分2种情况:真复发和假复发。

真复发,指的是既往起过湿疹的部位,完全恢复正常后,过了一段时间又起湿疹了。完全恢复需满足2个条件，一是完全不痒了；二是皮疹完全消退了。真复发往往是由于护理不当导致的，像我们之前讲过的闷热、出汗、保湿不到位等都有可能会导致湿疹的复发。当然，湿疹完全好之后，在其他新的部位又起湿疹了，这不算是复发，而是属于新起湿疹。

假复发，也指的是既往起过湿疹的部位又起湿疹了，与真复发不同的是，两次起湿疹间隔的时间很短，比如2天、3天，它往往是由于提前停药或自行减少药量所致，也就是说，第一次起湿疹并没有完全好，因此在停药后，湿疹很快又出现了。

针对湿疹的真、假复发，我们有不同的应对方法。为了避免真复发，宝妈需要加强护理、寻找原因，避免刺激因素；要避免假复发，宝妈需要遵医嘱，给小宝足量足疗程使用外用药物治疗，不要随意减量或随意提前停药。

04

湿疹会传染吗？

足癣（俗称"脚气"）和手癣（俗称"手气""鹅掌风"）都是真菌感染皮肤引起的疾病，也都是会传染的。所以，家里有人得了足癣、手癣或者灰指甲，医生都会叮嘱一下，鞋、袜子、洗脚盆、毛巾、擦脚巾这些私人物品不要共用。

湿疹同样是皮肤病，不少宝妈就误以为湿疹也会传染。经常有宝妈因为担心大宝的湿疹会传染给二宝，就不让俩娃一起玩耍了，这种做法不但没有必要，反而会增加大宝的心理负担。在学校这种公共场所，如果同学因为害怕被传染湿疹而不跟小宝玩耍，小宝就很容易变得自卑和孤僻，进而影响身心健康。

湿疹跟足癣、手癣是有本质区别的，足癣、手癣是真菌感染，真菌是会接触传染的，而**湿疹是皮肤的过敏反应，不是由致病菌感染或是传染引起的，所以湿疹本身没有传染性**。但如果湿疹伴有以下2种特殊情况，我们还是要注意"传染"的问题。

一是湿疹伴有严重破溃、渗出。也就是我们常说的流黄水，有点类似黄水疮（也就是脓疱疮），这些液体如果流到有破损或裂口的皮肤上，是有可能会传染的。但注意，这里传染的不是湿疹，而是黄水里的细菌，细菌和真菌一样，是有传染性的。

二是湿疹部位继发病毒感染。 最常见的是单纯疱疹病毒，这类皮疹叫作"卡波西水痘样疹"，它的传染性比较强，有的小宝手上有卡波西水痘样疹，在抠了鼻子或吃了手后，鼻黏膜和口腔黏膜上也可能会出现小水疱，严重的甚至会引起发热。如果湿疹部位出现病毒感染，建议宝妈及时带小宝就诊。

综合来看，如果是单纯的湿疹，宝妈不需要担心它会传染。宝妈可以提前跟学校里的老师打好招呼，告知湿疹是不会传染的。但如果小宝湿疹部位出现大面积渗液或起水疱了，宝妈一定要警惕，最好找医生就诊，判断是否合并细菌或病毒感染，如果合并感染，治疗湿疹的同时必须进行抗感染治疗，不然小宝的病情可能会持续加重。

* **李倩医生提示**

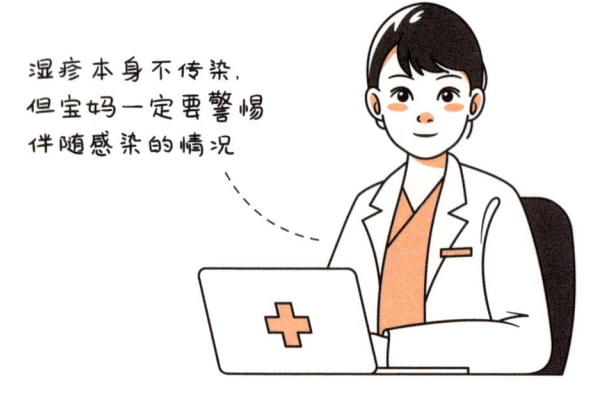

湿疹本身不传染，但宝妈一定要警惕伴随感染的情况

05
湿疹能去"根儿"吗？

"李医生，湿疹怎么才能去'根儿'？"从医至今，这可能是我被问到次数最多的问题。

想要去"根儿"，我们得先找到这个"根儿"。如我之前所讲的，湿疹的病因很多很复杂，有内因有外因，内因我们无能为力，改变不了，外因可尽量干预。湿疹的"根儿"是什么目前还没有定论。如果没找到或者没找全"根儿"，或是有一部分病因目前改变不了，也就不存在去不去"根儿"的问题了。

其实，**"湿疹去'根儿'"本身就是一个伪命题**。我经常把湿疹和感冒做类比，两者都是很常见的疾病。感冒，大家都很熟悉，都知道它是无法根治的，没有医生会说可以一次治好感冒就再也不得了。湿疹跟感冒一样，无法根治，也不存在什么神奇的治疗方案可以一劳永逸。另外，两者在治疗上也有共通之处，那就是对症治疗——以缓解症状为治疗的目的。我们可以通过使用合适的药物，快速控制湿疹的症状，降低湿疹对小宝日常生活（尤其是睡眠质量）的影响。

我在门诊中，最常说的一句话就是：**湿疹，三分靠治疗，七分靠护理**。皮肤护理对患湿疹的小宝而言是非常重要的，甚至比用药治疗还重要。做好皮肤护理其实是间接给湿疹去"根儿"，好的皮肤护理能帮助小宝抵抗外部环境的刺激，从而减少湿疹的复发。

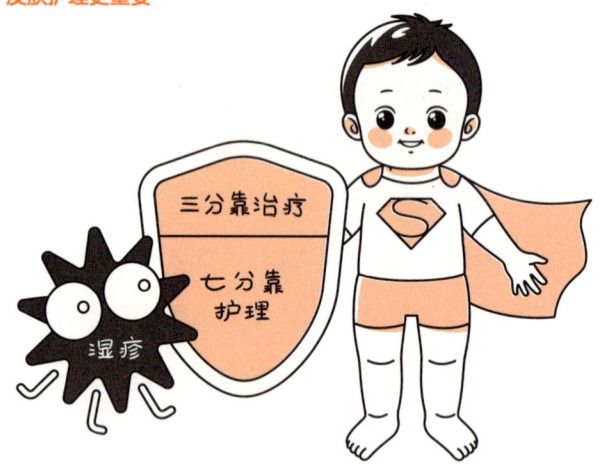

* 起湿疹的小宝
  皮肤护理更重要

根据我的临床经验，大多数小宝在2岁以后，随着自身皮肤发育成熟，其皮肤的屏障功能也会逐步增强，起湿疹的情况会有明显好转。就像感冒一样，在我们小的时候，由于自身抵抗力差，可能一年感冒七八次，但随着自己慢慢长大，自身抵抗力不断增强，每年感冒的次数也会下降。

所以，**宝妈一定要科学地看待湿疹，要保持平常心。**湿疹的治疗和护理是一个长期的过程，宝妈要遵医嘱去给小宝治疗和护理，一定不要盲目地寻"根儿"、去"根儿"。在错误的方向上花费太多的时间和精力，就有些本末倒置了。

06
小宝起湿疹，要做过敏原检测吗？

随着过敏原检测技术的普及，大家做过敏原检测的意识也在不断地增强。在门诊中，就经常会有家长问，小宝起湿疹是否需要做过敏原检测。前面我们有讲到，湿疹是皮肤的过敏反应，宝妈想通过过敏原检测来找到小宝湿疹的病因，这个思路本身没问题，但是实际操作起来困难重重。湿疹的病因非常复杂，有内因有外因，引起皮肤过敏的外因也非常多，如温度、湿度、紫外线、摩擦等，而常规过敏原检测不包括此类项目，所以这些因素是我们无法检测的。

因此，如果只是身上起湿疹，对于非过敏体质的小宝，我通常不建议做过敏原检测；针对过敏体质的小宝，我通常建议1岁以上再去做过敏原检测，排查过敏情况。但要注意的是，过敏原检测结果仅供参考，还需要结合临床的实际反应随访观察。

常见的过敏原检测方法有静脉采血、点刺试验和斑贴试验，下面，我们了解一下这3类检测方法。

方法一：静脉采血

静脉采血检测的是食入性和吸入性的过敏原。食入性的过敏原有：牛奶、鸡蛋、花生、小麦、鱼、虾、牛肉、羊肉等；吸入性的过敏原有：尘螨、花粉、霉菌等。这些是目前最常见的过敏原，而且是现有条件下可以检测出来的种类。过敏原可能千千万，但是我们目前能做检测的种类很有限。比如，有的宝妈新装修了房子，小宝入住后出现湿疹，宝妈带小宝来医院想检查是不是甲醛过敏，这个是做不了的，目前没有这样的试剂。

通过静脉采血可以进行2种常见的抗体检测：IgE抗体检测和IgG抗体检测。IgE和IgG是2种免疫球蛋白，和皮肤科可能有关的是前者，因此我们推荐做的是IgE抗体检测。

同样是检测IgE抗体，不同医院或不同检测方法得出的IgE绝对数值有可能是不一样的，数值本身的可比性不大，宝妈一定要看后面的参考过敏级别，凡是过敏等级在3级及3级以上的，则提示小宝对此过敏原可能具有高度敏感性。

需要注意的是，我们不能光看检测结果，一定要结合小宝的日常生活来进行判断。如果是食入性的过敏原，比如查出牛奶的过敏等级为3级，则宝妈需要留意（或回忆）小宝每一次喝牛奶后是否有特殊反应。一般来说，过敏反应包括口唇黏膜红肿、呕吐、恶心、拒食、腹痛、全身起荨麻疹、腹泻、黏液便、血便、体重不增长等。当然这些症状不一定会同时出现，宝妈可以在小宝每次喝牛奶前后都做一个记录，然后拿着食物日记线下就诊，这将有助于医生进行诊断。如果是吸入性的过敏原，比如查出尘螨的过敏等级为4级，这个观察起来会更困难，因为尘螨是我们看不见摸不着的东西。这时候就需要宝妈留意，小宝平时有无频繁揉眼睛、揉鼻子、流清水样鼻涕、无感冒情况下打喷嚏和鼻塞、无感冒情况下夜间反复咳嗽、一过性呼吸困难等症状。**宝妈需要做好小宝上述症状的记录，最好同时也记录下在这些症状出现前小宝都做过什么事情、接触过什么东西，然后带着记录，前往耳鼻喉科或是变态反应科就诊（小宝食物／药物日记，参见本书附录）。**

我建议小宝1岁以后再进行IgE抗体检测，因为1岁以前接触的东西可能很少，检测参考价值不大；而且医生很难给小宝抽血，有时候可能需要扎头皮，这样小宝遭罪，宝妈看着也会很心疼。

方法二：点刺试验

点刺试验主要用于食入性过敏原和吸入性过敏原的检测。操作步骤是将少量纯化的可疑过敏原试剂滴在患者前臂内侧皮肤上，然后用点刺针轻轻挑破皮肤，过一会儿观察局部皮肤的反应，根据针刺部位有无过敏反应来判断是否对该可疑过敏原过敏。点刺试验经济、安全、易操作，医患双方都能即刻知道检测结果。点刺试验的准确性较高，根据临床经验来看，其阴性结果的意义大于阳性结果的意义，通俗的理解就是：如果检测结果是阴性，那患者对该可疑过敏原不过敏的概率很大；如果检测结果是阳性，则表示患者可能对该可疑过敏原过敏，但并不表示一定对其过敏，还需要在日常生活中观察，接触可疑物质时是否出现过敏症状，并做好记录。

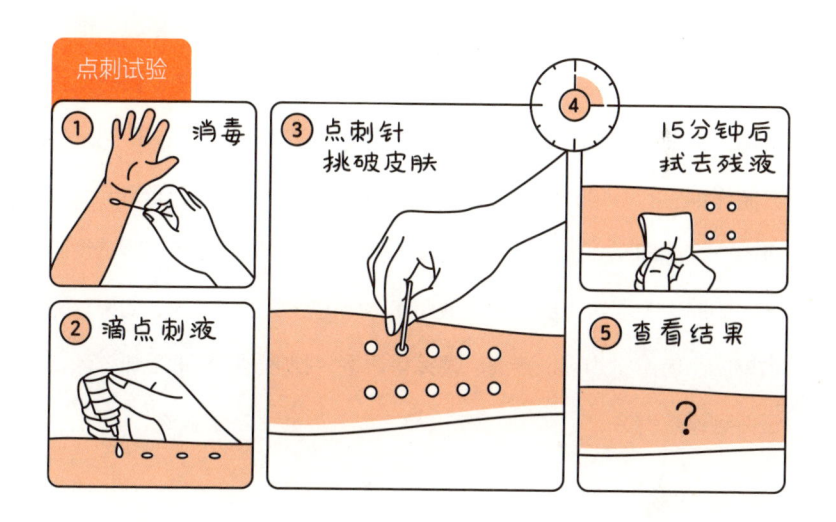

点刺试验
① 消毒
② 滴点刺液
③ 点刺针挑破皮肤
④ 15分钟后拭去残液
⑤ 查看结果

方法三：斑贴试验

斑贴试验是接触性可疑过敏原检测的金标准，安全可靠，已有上百年历史。比如有的人对金属表带过敏，有的人对染发剂过敏，这些接触类型的可疑过敏原都可以通过斑贴试验来检测。食入性和吸入性的过敏原（如牛奶、花粉等），则不能通过此方法来进行检测。

斑贴试验的操作方式是将可疑过敏原溶剂滴在斑试器试纸上，或者是将可疑过敏原膏剂直接涂在斑试器试纸上，然后将斑试器试纸贴在患者的背部或者前臂皮肤上，48小时以后摘下来，再过30分钟观察局部皮肤反应。通俗的理解，就是把可疑过敏原贴在皮肤上，通过观察皮肤是否出现过敏反应来判断是否对该可疑过敏原过敏，因此该试验能查的项目比较多，包括一些重金属过敏原（此类过敏原采用前两种方式是查不了的）。理论上讲，只要我们能接触到的物品，都可以通过斑贴试验来检测患者是否对其过敏。当然，医院能提供的成品试剂盒有限，一些不常见的过敏原，需要患者自己准备好，拿到医院去制作相应的检测试剂。斑贴试验需要把斑试器试纸贴敷在皮肤上48小时，在此期间，患者要避免洗澡、剧烈运动，以防止斑试器试纸脱落，同时也需要避免口服抗过敏药物，以免影响检测结果。如果在贴敷期间患者感觉灼热、疼痛、瘙痒得厉害，则需要及时取下斑试器试纸并到医院就诊。

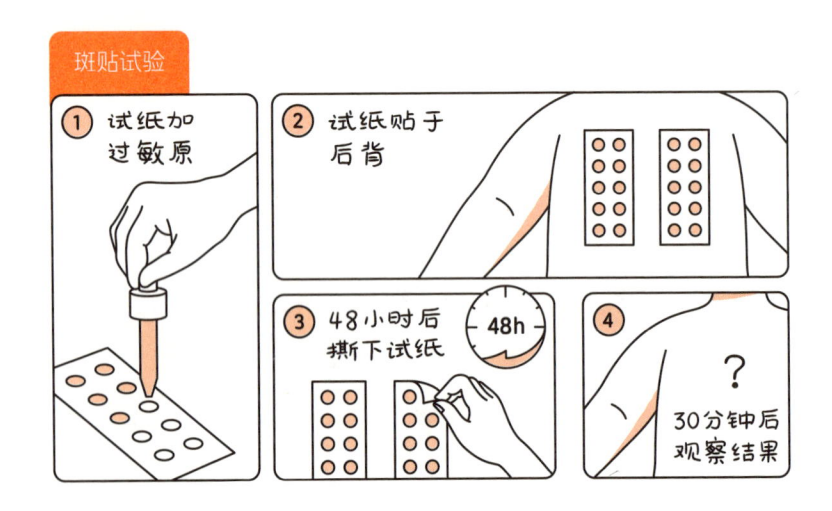

斑贴试验

① 试纸加过敏原
② 试纸贴于后背
③ 48小时后撕下试纸
④ 30分钟后观察结果

综合来看，针对儿童我们目前采用最多的方法还是第一种：静脉采血查IgE。儿童在早期，过敏原以食入性的为主，随着其慢慢长大，可能会出现呼吸道的过敏表现，检测方法的选择，遵医嘱进行即可。

最后需要强调一下，任何检测都只能代表当时的情况。同一项过敏原的检测，在小宝1岁、2岁、3岁时做出来的检测结果可能就不一样，这主要是因为小宝自身的过敏状态也是不断变化的，比如很多小宝2岁前不能喝牛奶，但在2岁以后就耐受了。因此，我们一定要**动态地观察小宝的日常生活，科学地对待检测结果。**

07 小宝起湿疹，是否要忌口？

门诊中很多宝妈都问过我这个问题："李医生，我家娃起湿疹了，需要忌口吗？"针对这个问题，不同的医生可能有不同的回答。根据我所诊治的数万名湿疹小宝的情况来看，**大多数小宝起湿疹时是不需要忌口的**。听到我说"不需要忌口"时，不少宝妈的心似乎还是悬在空中，半信半疑的：都说"病从口入"，湿疹是过敏引起的，为什么不用忌口呢？实际上，"病从口入"的意思是说，很多疾病是吃了不干净的食物而导致的，其重在呼吁大家要注意饮食健康，但并不是说"所有的疾病都是吃东西导致的"。

"湿疹是过敏性皮肤病"，这里的过敏指的是"皮肤过敏"，不等同于"食物过敏"。皮肤过敏是指皮肤受到外界刺激后出现的炎症反应；而食物过敏是指消化道暴露于（通常是通过食用的方式）特定食物或成分后引起的异常免疫反应，通常会伴随皮肤、消化道、呼吸道症状，其中以消化道的反应最直接，如出现恶心、呕吐、腹痛、腹泻、血便等症状。

大多数的小宝起湿疹，是因为皮肤薄嫩、屏障功能不完善，加上护理不到位，如热着了、干着了、皮肤受到刺激了。如果只是单纯的皮肤过敏，没有消化道的过敏症状，其实是没有必要让小宝忌口的。没有消化道的过敏症状，说明所吃的食物并没有导致小宝过敏，不是过敏原。有的宝妈会本着"宁可错杀三千，也不放过一个"的原则，来处理小宝的湿疹，其实不建议这样做。病急乱投医的结果往往不如意，**盲目的忌口反而容易引起营养不良，导致小宝生长发育受限，抵抗力下降，即便用药控制住了湿疹，小宝也容易因为营养不良而出现新的问题，这就有点因小失大了。**

当然，如果宝妈已经确定小宝对某种食物过敏，那肯定要严格规避。因为食物过敏严重者，有可能会出现呼吸困难、休克甚至危及生命的情况。要确定小宝是否对某种食物过敏，宝妈最好带小宝到医院就诊（如消化内科或变态反应科），不要居家自行判断，以免因误判影响小宝正常的饮食，耽误小宝疾病的治疗。

如果小宝是纯母乳喂养，宝妈需要忌口吗？根据我的临床经验来看，宝妈需要忌口的情况就更少了。

在生物课中，我们都学习过，吃进嘴里的食物会通过消化作用分解成为小分子物质，如淀粉分解为葡萄糖，蛋白质分解为氨基酸，脂肪分解为脂肪酸和甘油。这些小分子物质可以再次合成机体所需的蛋白质、糖类和脂肪。以富含蛋白质的羊肉为例，当宝妈吃了羊肉，羊肉里的蛋白质会被消化、分解成为小分子的氨基酸，这些氨基酸会通过血液循环输送到身体各个器官。乳腺细胞从血液中获取氨基酸，用其中的一部分氨基酸再次合成机体所需的组织蛋白，然后分泌至母乳中。所以，并不是像有的宝妈简单认为的，自己吃了牛羊肉，在母乳里就会有牛羊肉的成分。

* 食物中的蛋白质在体内的分解和合成

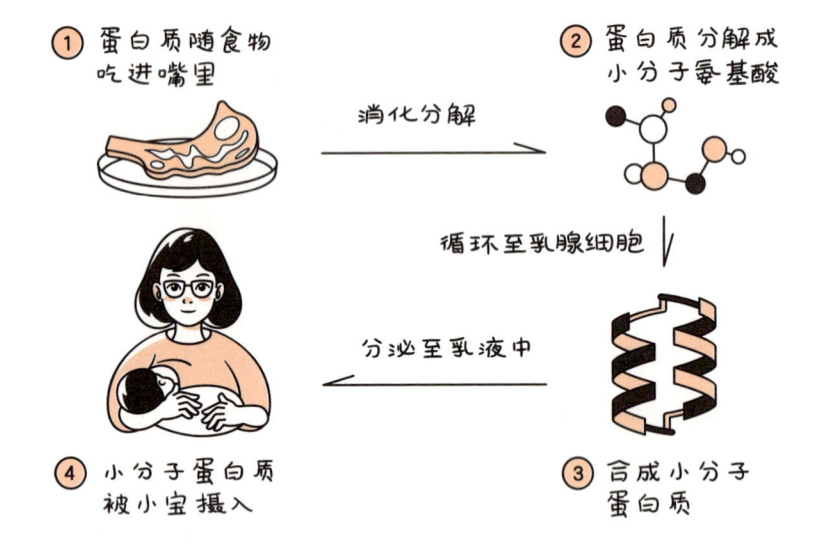

① 蛋白质随食物吃进嘴里
→ 消化分解 →
② 蛋白质分解成小分子氨基酸
↓ 循环至乳腺细胞
④ 小分子蛋白质被小宝摄入
← 分泌至乳液中 ←
③ 合成小分子蛋白质

宝妈需要注意的是，即使小宝出现了消化道症状，如黏液便、腹泻甚至血便等，也不一定就是由食物过敏引起的。有的小婴儿在头几个月消化道功能发育不完善或是出现消化道感染，也有可能出现类似的症状，**建议宝妈及时带小宝去消化内科就诊，不要随意忌口**，因为如果存在消化道感染，随意忌口不仅可能导致小宝营养不良，还可能会耽误病情。

08
小宝起湿疹，是因为食物过敏吗？

前面我们提到皮肤过敏跟食物过敏是不同的，两者之间不一定有直接的关联。皮肤过敏时，不一定伴随食物过敏；而食物过敏时（消化道出现过敏症状的同时）通常会伴随皮肤甚至是呼吸道的症状。

小宝如果发生食物过敏，消化道症状是最直接的，速发的反应有进食后出现恶心、呕吐、拒食、腹痛等，迟发的反应有腹泻、血便等。小宝出现食物过敏症状时，宝妈要及时带小宝到医院就诊，否则长此以往会严重影响小宝的营养吸收，导致小宝体重增长缓慢甚至下降。不过需要提醒宝妈的是，消化道症状还受其他因素的影响，比如小宝肚子受凉、吃坏东西、感染细菌或病毒等，这些都有可能导致小宝出现上述症状，宝妈切不可一概而论，都按照食物过敏来处理，应及时带小宝到医院就诊，由医生来进行诊断。

皮肤的症状表现为进食后2小时内（特殊情况下也可能间隔更长时间）出现速发的荨麻疹，通常是泛发全身的，但也可能局限在口周。如果仅出现在口周，宝妈一定注意区分，是小宝吃的东西沾到皮肤上引起的皮疹，还是小宝所吃的食物进入消化道后引发的皮疹。这两者是有区别的，前者不是食物过敏而是接触性荨麻疹，对应的症状也很好区分，小宝口周只有沾到食物的地方起皮疹，没有沾到食物的地方则没有皮疹；而后者则是食物过敏。

呼吸道的症状包括流鼻涕、打喷嚏、鼻塞、气喘、胸闷、久咳不愈等，严重的时候会伴有呼吸困难、晕厥等，这种情况下需要立刻去急诊就诊，一定不要耽误！

如果不做过敏原检测，宝妈自己在家能判断小宝对某种食物是否过敏吗？答案是可以的，这里我教大家2个实用的小试验：一个是食物激发试验，另一个是食物回避试验。

试验一：食物激发试验

食物激发试验很好理解，就是用可疑的食物尝试激发过敏的症状。如果宝妈是第一次给小宝尝试某种食物，建议宝妈选在早晨，先给小宝吃一小口，然后观察小宝是否出现过敏症状。之所以选择早晨，是为了方便宝妈观察小宝的情况，确保小宝一旦出现过敏症状，宝妈能够第一时间发现。如果小宝出现了过敏症状，建议宝妈一周以后再次尝试（也是小口喂食），如果连续3次都有过敏症状的话，建议宝妈就不用再自行尝试了，要么不给小宝吃这种食物，要么带小宝线下就诊寻求医生的帮助。如果没有出现过敏症状，宝妈在第二天可以在前一天的基础上增加喂食量，并继续观察，以此类推最终加到正常的喂食量。如此循序渐进会相对安全一些，小宝如果对该食物过敏，在第一天少量喂食后就会出现过敏症状，但因为进食的量很少，过敏症状会比较轻。反之，如果一开始就喂太多，一旦小宝对该食物过敏，则过敏症状往往会很急、很重，有较大的风险。

食物激发试验

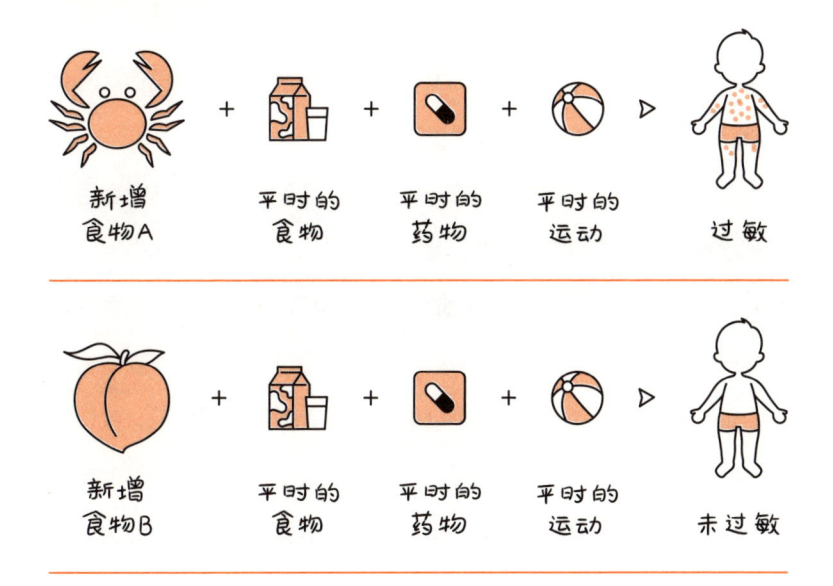

新增食物A ＋ 平时的食物 ＋ 平时的药物 ＋ 平时的运动 ▷ 过敏

新增食物B ＋ 平时的食物 ＋ 平时的药物 ＋ 平时的运动 ▷ 未过敏

在这里需要提醒宝妈，**我们在家里做食物激发试验的时候，要遵守"单一变量"原则。也就是说，除了新添加的食物外，其他条件都不变，这样得出的结果才更有参考价值。**如果一次性添加3种新食物，或这期间小宝正好感冒了或者荨麻疹正在发作，那么即使小宝出现了过敏症状，我们也无法判断是哪个因素导致的。

试验二：食物回避试验

如果小宝出现了典型的食物过敏症状，宝妈怀疑可能是对某种食物过敏，那在过敏症状发作的阶段，宝妈可以给小宝回避这种食物（通常回避3~4周），然后观察小宝的过敏症状是不是逐渐消失，一般来说，严格回避可疑过敏原后，如果过敏症状很快得到控制，那小宝可能对该食物过敏，宝妈可以择期做食物激发试验；如果症状没有改善，那就暂且不考虑对该食物过敏了。

需要注意的是，**如果宝妈在一次性给小宝增加了多种新食物后，发现小宝出现了食物过敏症状，出于安全考虑，宝妈最好给小宝回避全部新增加的食物，待小宝过敏症状得到控制后，再通过食物激发试验来逐一判断所增加的新食物里有哪些是小宝过敏的，哪些是不过敏的。**

如果家族史里有对某种食物（如花生）高度过敏的情况，宝妈最好带小宝到医院做食物激发试验。因为有些食物过敏可能会引起呼吸困难，这是比较严重的症状，需要紧急抢救，因此，在这种情况下不建议宝妈自己在家里给小宝进行试验，以免出现意外情况。

食物回避试验，是在小宝出现轻微食物过敏症状时，宝妈可以居家尝试的一种方式。如果小宝食物过敏症状严重，如出现腹泻脱水、大量血便、精神状态差等，则需要立即去医院就诊。如果小宝进食后只是出现了湿疹或者局部荨麻疹的症状,没有典型的消化道反应,宝妈可以带小宝先去医院完善过敏原检测,同时做好食物日记。出过敏原检测结果后,连续观察1周左右,再去皮肤科就诊,这种仅有皮肤症状的情况判断起来相对困难,不建议宝妈给小宝盲目忌口,以免导致小宝营养不良。

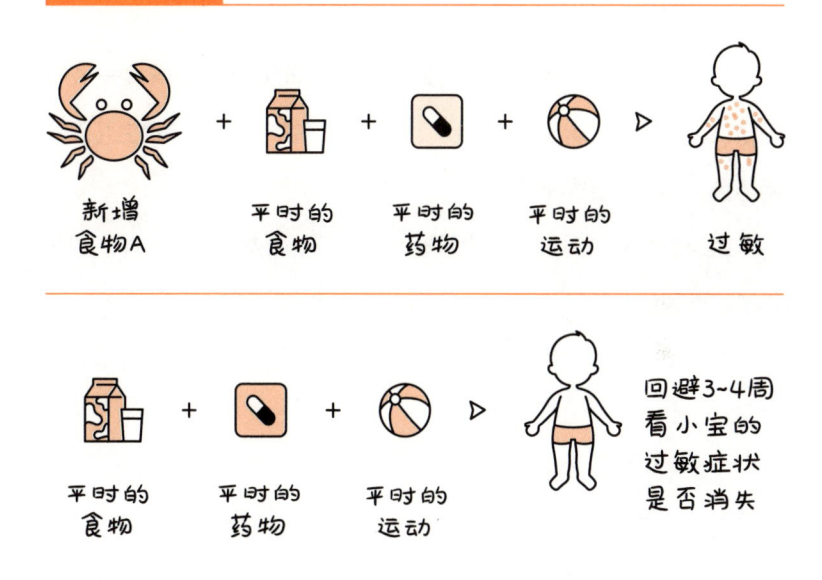

食物回避试验

新增食物A + 平时的食物 + 平时的药物 + 平时的运动 ▷ 过敏

平时的食物 + 平时的药物 + 平时的运动 ▷ 回避3~4周看小宝的过敏症状是否消失

09
涂抹的湿疹药膏需要擦掉吗？

"李医生，我听别人说，药膏都是要擦掉的呀！"门诊中一位宝妈很认真地说道。听了这话，我很是不解："控制湿疹的症状主要靠外用药膏，为什么要擦掉呢？"

宝妈思考片刻后说："我同事说，涂药就跟女生化妆一样，哪有化了妆不卸妆的？"

我被宝妈的回答给逗乐了："那咱们女士平时睡前涂的晚霜要擦掉吗？"

宝妈不知道该怎么回答了。

在我们医生看来这本不应该是个问题，但是问的宝妈多了，它真的成了一个问题。我特意询问过一些宝妈，发现还真有不少人在给小宝涂抹药膏后，过一会儿就给擦掉的！原因也不尽相同，有的宝妈是觉得药膏有可能弄脏衣服，有的宝妈是担心小宝误食药膏，有的宝妈是觉得跟"化妆"和"卸妆"类似，还有的宝妈只是听别人这么说，就不假思索地照做了。

其实，涂抹的药膏，是不需要也不能擦掉的。 皮肤有表皮层和真皮层，涂抹在皮肤上的药膏，需要一定的时间才能渗透进皮肤，发挥药效。药膏能否缓解湿疹症状（这是目的），一方面，要看医生的处方是否对症（这是方向）；另一方面，还要看处方中的药膏是否能到达病灶区（这是过程）。方向不对，我们无法到达目的地，方向对了，但过程出了问题，则可能会延长我们到达目的地所花费的时间，甚至可能导致我们最终无法到达目的地，而把涂上的药膏擦掉就等于中断了这个过程。换一个视角来看，我们生病时吃的口服药，吃进去后也是不用吐出来的，外用药和口服药一样，我们得给药物发挥作用的机会。治疗湿疹时，给小宝所涂抹的药膏都是薄薄一层，通常是不会弄脏衣物和床单的，也不太容易被小宝误食，宝妈无须为此过度担心。

为了增加药膏和皮肤的接触时长，建议宝妈在小宝睡觉的时候涂上去，这样可以减少抓蹭，确保用药的效果。

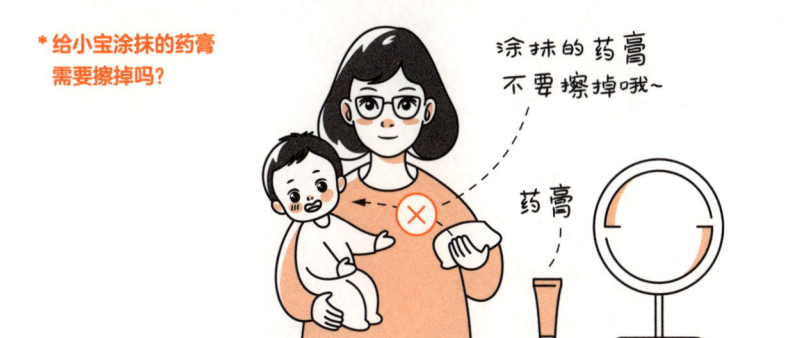

* **给小宝涂抹的药膏需要擦掉吗？**

第二章

关于湿疹，这四大谣言要远离！

01
小宝起湿疹后不能洗澡？错！

我在门诊中遇到过一个小宝，给我留下了很深刻的印象，因为小宝在出生后的近半年时间里（第2~6个月），没有洗过一次澡！小宝来门诊的时候全身都是湿疹，不少地方已经破溃有渗出，看着有点瘆人。宝妈告诉我，小宝一起湿疹就容易破溃有渗出，起湿疹的地方碰到水就会又红又疼，小宝会哇哇大哭。跟其他宝妈交流后，这位宝妈错误地了解到"小宝起湿疹是不能洗澡的"，从此她就不给小宝洗澡了，这一晃就将近半年，其间小宝再也没洗澡，但湿疹也一直不见好。

当我问她为何不能洗的时候，她变得支支吾吾的，思索半天也答不上来，只能尴尬地笑了笑。这位宝妈属于"知其然，但不知其所以然"，只是听闻起湿疹后小宝不能洗澡，就坚决执行起来，下面这位宝妈则是"知其然"，也自认为"知其所以然"。

"宝妈，您这好久没给小家伙洗澡了吧？您看这都能搓起泥儿了。"我摸了摸小宝的胳膊，胳膊上因为有汗，轻轻一搓，还真给小宝搓起泥儿了。

"李医生，得有两个月没给小宝洗了，湿疹老是不好，他湿气太重了，"宝妈说着就拿纸巾给小宝擦了擦后背，"您瞧，天气一热，他就哗哗哗地往外排湿。"说罢，她把湿透的纸巾展示给我看了看。

"您是怎么知道他湿气重的？"我很是好奇。

宝妈笑了笑，很是自信的样子："湿疹啊，就是因为湿气太重，湿气排不出来就在体内憋得慌，就像没头的苍蝇一样，到处乱撞，最后，一些撞得厉害的地方，就撞出了小的突起，也就是这些疹子。我家崽儿长得胖，所以就容易湿气重，5月底那会儿我就带他天天晒太阳，每天晒一两个小时，就这样晒了两个多月，这小胖崽儿还是湿气重得不得了。"

听了宝妈的话，我甚至有了一种错觉，好像是我在听课一样。我快速回了回神儿，跟宝妈继续聊了起来："您这是从哪里听说的？"

"我妈教给我的，我妈对这些事特别有研究。"宝妈不无自豪地回答道。

从后面的交谈中，我得知，小宝姥姥对于育儿这块很有想法也很有自信（用宝妈的原话说：有时候"不是一般的固执"）。小宝姥姥一个多月前有事回老家了，不过还是会远程指挥。宝妈按照小宝姥姥的指示，继续让小宝晒了一个月，但似乎仍没起效，自己也开始怀疑小宝姥姥的方法对不对了。最后，在宝爸的强烈建议下，还是来医院就诊了。

系统地问诊后，我给出的结论是引起小宝湿疹的主要原因有这么几点：小宝太胖了，容易出汗；平时润肤霜（乳）涂得太少；对皱褶部位护理太少；家里温度高（天气热了，没有开空调）导致格外能出汗；后期晒太阳排湿，不仅没有治疗效果，还有可能加重湿疹，因为日晒也是诱发湿疹的一个常见因素。

宝妈或许是受小宝姥姥的影响太深，很明显能感受到她对我的诊断还是存有不少疑虑的。对于医疗而言，医患之间的信任是尤为重要的，因为它会影响患者用药的依从性，进而在很大程度上影响疾病的诊疗效果。鉴于此，我让宝妈找出宝爸的微信，把诊断和治疗方案跟宝爸说了一遍，并要求他一周后带小宝来复诊。

一周后，宝爸和宝妈一起带着小宝来医院复诊，遵医嘱用药后，小宝身上的湿疹已经好了很多。再次见面，宝妈很是不好意思，连声道歉，既为自己曾经错误的护理、治疗方式而道歉，又为自己一周前对我诊断和治疗方案的质疑而道歉。

不少宝妈可能会认为小宝的湿疹怕水、怕湿，因此不给小宝洗澡，其实，这个观点大错特错！我们之前也谈过"湿疹"这一词的来源，"湿疹"的"湿"指的是皮疹有渗出倾向，是湿乎乎的状态，并不是说小宝体内湿气重，也不是说小宝怕水、怕湿。因为这个误解，宝妈就不给小宝洗澡了，这反而会加重湿疹。长期不洗澡容易导致皮肤表面的有害微生物滋生，容易继发细菌、真菌或病毒感染。因为皮疹瘙痒，小宝容易抓挠，又进一步增加了感染的风险，如此，便形成了"小宝起湿疹—瘙痒—抓挠导致破溃渗出—不给小宝洗澡—皮损部位继发感染→湿疹加重→瘙痒更加剧烈"这一恶性循环。

* 小宝起湿疹后不洗澡
往往容易陷入恶性循环

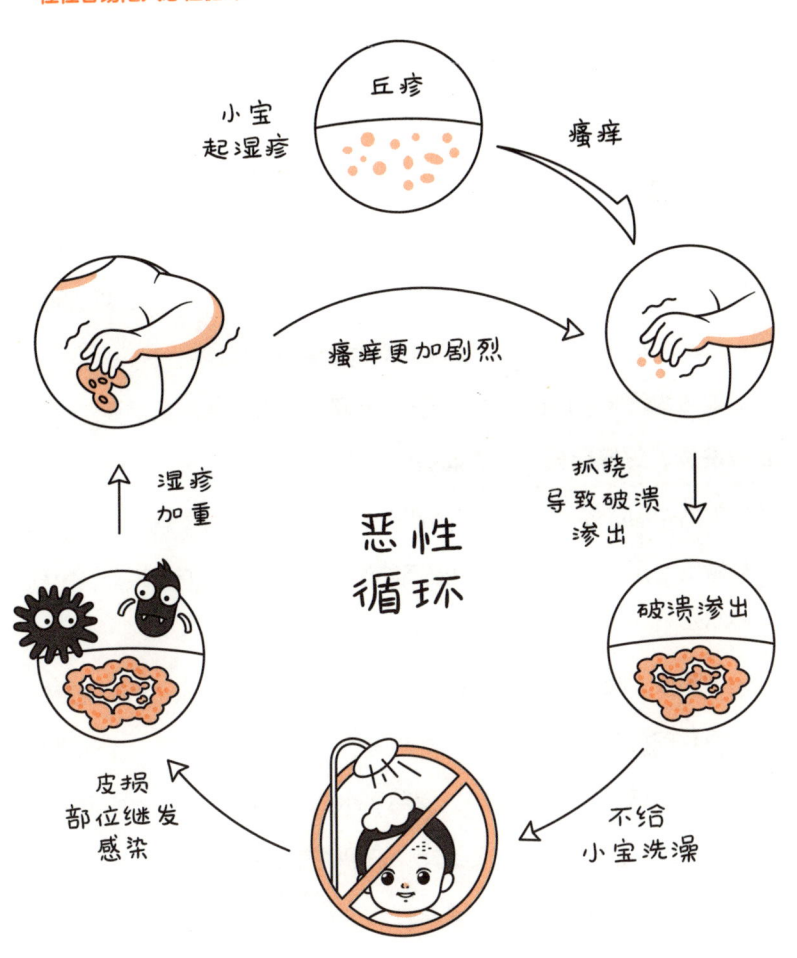

小宝起湿疹 — 丘疹 — 瘙痒 — 抓挠导致破溃渗出 — 破溃渗出 — 不给小宝洗澡 — 皮损部位继发感染 — 湿疹加重 — 瘙痒更加剧烈

恶性循环

那为什么小宝一洗澡,皮疹就变得特别红,破溃处就会杀疼呢?变红的原因其实很简单,是我们都学过的一个物理现象——热胀冷缩。在洗热水澡时或洗澡摩擦皮肤后皮表温度会升高,血管受热随之扩张,血流量增加,就会让皮肤看上去发红,外加皮肤表面吸水后,视觉上看起来也会显得更加红润,这是正常现象,不代表湿疹加重了。至于裂口、破溃处沾到水或者润肤霜(乳)会杀疼,这个在初期是很难避免的。水和润肤霜(乳)会对裂口或破溃处的神经末梢产生刺激,这种刺激会转化为神经冲动传递至神经中枢,让人感到疼痛,这也是正常现象,宝妈无须太担心,就像成人长时间走在冬季的寒风里,回家洗脸或者涂面霜的时候,往往也会感觉到杀疼一样。

要想快速缓解这种杀疼的情况,打破恶性循环,宝妈需要给小宝**正常洗澡、好好用药、厚涂润肤霜(乳)**,帮助破溃的皮疹快速愈合。根据我们的经验,通常在用药2~3天后破溃处基本就能愈合,到时候就不会再杀疼了。这期间破溃部位的皮肤沾水仍旧会杀疼,这是一个必经的过程,宝妈要有心理准备。

为了最大限度地减少洗澡时的疼痛,宝妈可以将洗澡水的温度调低一点,控制在35~37℃(正常时建议水温在38~40℃);洗澡方式建议采取快速淋浴的方法,使用清水或者中药水(如添加金银花水、艾草水等)冲洗即可,尽量减少来回揉搓皮肤,避免长时间泡澡;洗完后用柔软的毛巾轻轻地蘸干就行。

总结起来,**"小宝起湿疹后不能洗澡"这个说法是不对的。**小宝无论有没有起湿疹,都应该经常洗澡,做好皮肤的清洁,以减少皮肤表面有害微生物的残留。对于有湿疹的小宝来说,洗澡尤为重要,这是预防、减少感染的重要方式,在做好皮肤清洁的基础上,宝妈再遵医嘱好好用药,小宝的湿疹才能够早日康复。

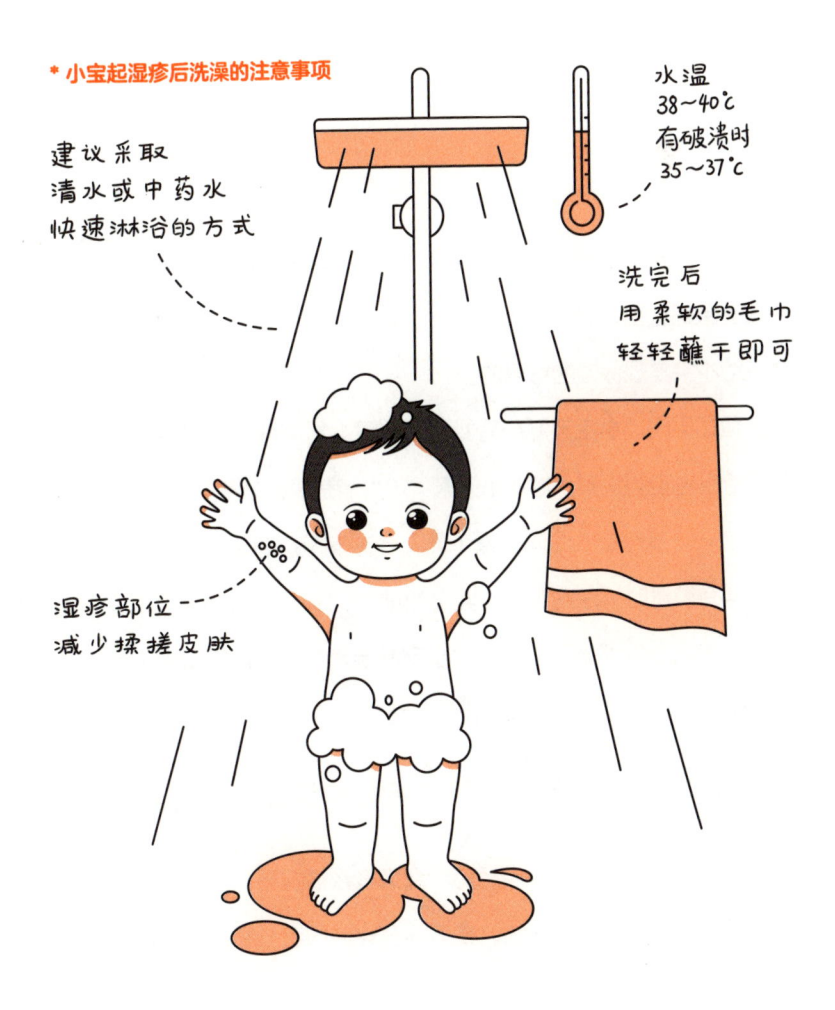

* 小宝起湿疹后洗澡的注意事项

建议采取清水或中药水快速淋浴的方式

水温 38~40℃
有破溃时 35~37℃

洗完后用柔软的毛巾轻轻蘸干即可

湿疹部位减少揉搓皮肤

02
小宝起湿疹后不能涂润肤霜（乳）？错！

"小宝平时需要涂润肤霜（乳）保湿吗？"面对这个问题，绝大多数的宝妈会给出肯定的答案，暂且不论用量和频率，至少说明宝妈是有给小宝常规保湿的意识的。

但如果问"小宝起湿疹后要涂润肤霜（乳）吗？"，估计会有不少宝妈给出否定的答案，或者是回答"不太清楚"。分析其原因主要有2个：第一，宝妈担心涂润肤霜（乳）会影响湿疹药膏的药效；第二，湿疹伴有破溃时，涂润肤霜（乳）的前2~3天小宝容易因为杀疼而哭闹，宝妈因心疼而下不了手。**"小宝起湿疹后不能涂润肤霜（乳）"这个观点是错误的。** 接下来，我们分别来解答一下宝妈的这2个顾虑。

顾虑一：涂润肤霜（乳）会影响湿疹药膏的药效

如果宝妈遵医嘱给小宝用药，那大多数情况下，润肤霜（乳）是不会影响湿疹药膏的药效的。在后面有一节内容，我会详细谈到如何用药，包括用药的剂量及涂润肤霜（乳）的顺序。在这里先跟宝妈简单说一下，我们治疗湿疹时，通常是先用药膏，等5~10分钟后再涂润肤霜（乳），润肤霜（乳）会在药膏的外层，所以，不需要担心它会影响药膏的作用。

顾虑二：涂润肤霜（乳）时，小宝因为杀疼而哭闹

这常见于湿疹有破溃的情况，在破溃的地方进行润肤确实会杀疼，小宝也会因为杀疼而哭闹得厉害，甚至有时候涂完润肤霜（乳）发现湿疹变得更红了，这和上一节中提到的小宝起湿疹后洗澡时皮肤杀疼是同样的原因，也是由于伤口处的神经末梢受到刺激产生了神经冲动，从而让人感受到疼痛。想要快速止疼，**正确的方法是及时用药治疗，让破溃的皮肤早点长好，伤口愈合后，水和润肤霜（乳）就不会刺激到神经末梢，也就不会再有疼痛的感觉了。**

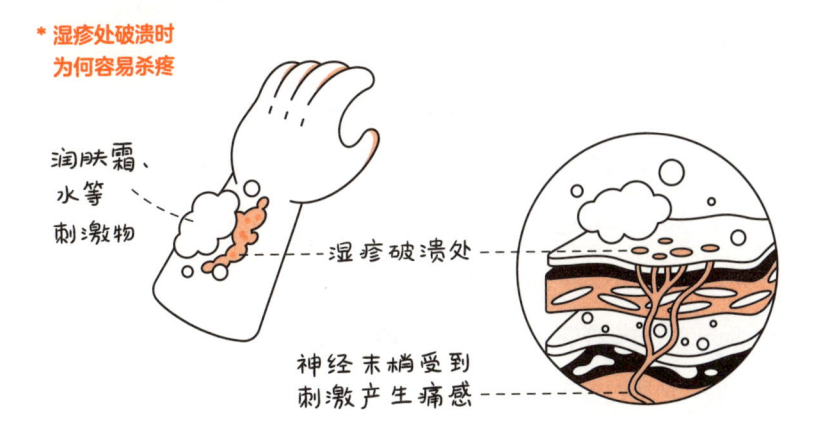

* 湿疹处破溃时
  为何容易杀疼

润肤霜、水等刺激物

湿疹破溃处

神经末梢受到刺激产生痛感

当然，说起来容易，做起来难。门诊中就有很多宝妈向我倾诉听到小宝哭闹时的无助和心疼。"李医生，上次看完门诊，回去我也试图按照您的要求去给小宝涂抹润肤霜了，可是一给她抹润肤霜，小宝就哭得撕心裂肺的，我都跟着哭起来了，我就想，大不了晚两天再好利索呗，看着孩子哭得那么难受，我也是真的下不了手……"

一位宝妈在带小宝复诊时，小宝的湿疹还没好利索，看上去跟初诊时差不太多。当我问起是否遵医嘱给小宝润肤时，她说出了上面的那段话，看得出来，宝妈确实很不忍心下手给小宝润肤。但现实情况是，小宝的湿疹好得很慢，这对小宝是不利的。

"那您看，晚了两天好利索了吗？这都快两周了，正常情况下，小宝这种程度的湿疹，有两周时间应该都好差不多了，您看现在……关键是，湿疹的面积看上去比之前的更大了一些，原先湿疹周围的这些正常部位，是不是也起湿疹了？"宝妈找到手机上拍的小宝初诊时的湿疹照片，对比起来，确实现在湿疹的面积比之前的还要大。

宝妈看着之前的湿疹照片，陷入了沉默，之后又问："李医生，会不会不是湿疹，而是别的病啊……"宝妈的话，让我苦笑起来："小宝这个就是湿疹，您要是想她好得快一点，不要发展得更重，就得下得去手，其实也就是两三天的时间，之后小宝也就不会再疼了。您要是一直下不去手，那就换宝爸或者家里其他人来抹润肤霜。这就跟孩子的人生一样啊，当父母的不可能一辈子都护着孩子让他不遭一点儿罪，风雨过后见彩虹，杀疼一会儿就好了。7个多月的宝宝，现在还不会用语言表达，只能通过哭闹来表达自己有点不舒服，咱可不能玻璃心。关键是，这样做反而会加重湿疹，害了小宝。"

听了我的话，宝妈努力地点了点头，说："好的，李医生，我听您的，我豁出去了。"为了避免宝妈"说一套做一套"，我把小宝添加到我的线上诊室里进行随访，并要求宝妈每天涂3次润肤霜，每次涂抹的时候都必须拍照片发给我，这样对宝妈也起到一个监督和鼓励的作用。

有了医生的硬性要求，宝妈终于"下得去手"了，在第三天的早上，宝妈兴奋地告诉我："李医生，抹润肤霜的时候不疼了！"一周后，小宝的湿疹好了80%左右，十天后则完全好了。

其实，我很能理解宝妈的心情，谁听到自己家小宝声嘶力竭的哭声都会心疼得厉害，小宝的每一声啼哭都像刀一样刺向宝妈的心脏，但这时候，宝妈一定要理性战胜感性，绝对不要因为小宝喊疼或者哭闹就放弃润肤。宝妈要遵医嘱用药和护理，否则治疗效果就容易大打折扣。

宝妈需要牢记：皮肤干燥是湿疹最常见的诱发因素之一。有时候湿疹之所以湿乎乎的，不是因为皮肤太湿润了，而是因为湿疹破溃有渗出。对于破溃的地方，宝妈可以先抹上消炎的药膏，比如莫匹罗星软膏或者夫西地酸乳膏，然后涂上激素药膏，最后再用上润肤霜（乳）（具体步骤请参考第四章"躯干湿疹怎么办？"一节）。宝妈一定要坚持给小宝润肤，通常坚持2~3天后小宝的皮肤就润过来了，裂口就能长好，再抹药、润肤或是沾到水就不会杀疼了。

03
小宝起湿疹后
家里不能开空调？错！

医生的本职工作是治病救人，但有些时候，我们也不得不充当"家庭调解员"。夏季在门诊中，经常有年轻的宝妈，在诊室里请求我帮忙，要么是给家里老人打个电话，要么是用微信给老人发几条语音，还有的宝妈请我用她的手机录个音回家好反复放给老人听……方式多种，目的相同，就是要拿到医生给出的"令牌"，回家去说服老人开空调！

"李医生，别说起湿疹了，就是正常人，家里那么热，都能热出毛病来，您说是不是……""老人说小孩子还是少吹空调，容易吹感冒，对身体不好……""家里好久都没开空调了，老人说小宝起疹子的时候不能凉着，一开空调就要吵吵……"

针对"开空调"这件事情，我可以明确地给出建议：**在室温较高时（比如炎热的夏季），不管小宝有没有湿疹，都应该开空调，该开的时候，一定要开！而且要开足、开够、开对模式。**

前面我们讲过，高温高热是诱发湿疹的常见因素。因为热，小宝的脖子、腋下、腹股沟等皱褶部位往往是重灾区。小宝本身就火力旺、新陈代谢快，淘气一点儿的小宝运动量大，体温会更高，我们不能以大人的体感去评估小宝是冷是热。**平日里，宝妈要把家里的温度调整到适合小宝的范围，建议是 24～26℃，如果是新生儿，可以在此基础上上调 1～2℃，室温最好保持恒定。**

那怎么判断温度是否合适？怎么正确地开空调呢？

首先，我们要对"温度"的概念有正确的理解，不少宝妈会误以为，把空调温度设定在 24～26℃，那家里的温度对小宝而言就是合适的，其实并非如此。我们所讲的温度，是指小宝所处环境的温度，不是空调设定的温度。建议宝妈在小宝身旁放个家用室温计，时刻监测着室温，只有当小宝身旁的温度达到合适的温度范围，才是有效的降温。有的宝妈担心关着门窗开空调会导致家里空气不好，就边开窗边开空调，其实这种方式是不正确的，这就好比边往游泳池里注水边往外排水，最终结果往往是游泳池无法放满水，即便放满水，也需要注入更多的水量、花费更长的时间，同样地，边开窗边开空调，最后的结果就是既浪费电，又无法起到很好的降温效果。为了避免开空调后空气质量下降，宝妈可以每 2～3 小时开窗换换气，每次 20 分钟左右即可。

其次，24～26℃只是推荐的适宜温度，具体温度要结合小宝的实际情况。宝妈可以在小宝安静状态下，用手摸一下小宝的后背、脖子、腋下这些部位，看看是否出汗，如果这些部位温暖、干燥、不出汗，那说明室温和衣物都是比较适宜的。有的时候虽然室温是合适的，但如果小宝穿太多，也是有可能被闷出汗的，所以宝妈不能只看温度一个指标，一定要综合考虑。

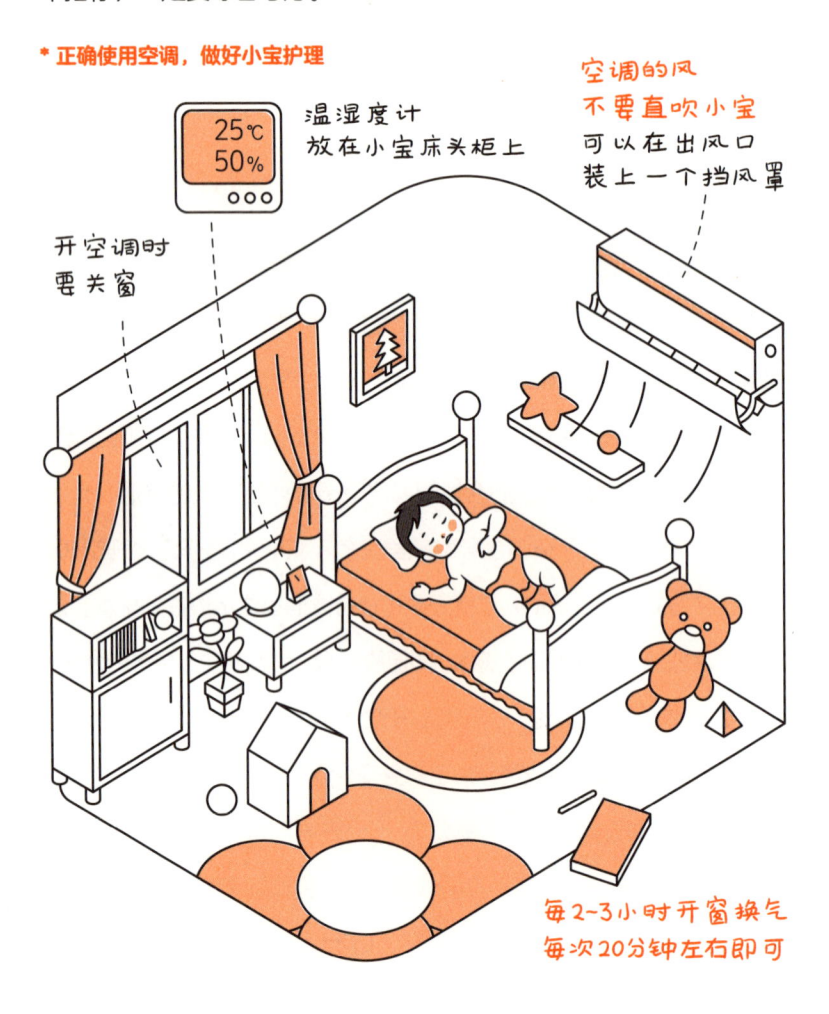

* 正确使用空调，做好小宝护理

温湿度计
放在小宝床头柜上

空调的风
不要直吹小宝
可以在出风口
装上一个挡风罩

开空调时
要关窗

每2-3小时开窗换气
每次20分钟左右即可

最后，晚上小宝睡觉时如果室温较高，也是需要开空调的，有的老人说"孩子晚上睡觉不能开空调"，这是没有科学依据的。小宝在睡觉的时候，不会像白天一样运动量大、体温高，因此，设定的空调温度可以比白天高1~2℃，但由于身体、头面部长时间接触床褥、枕套，其实散热并不好，时间长了也容易燥热。湿疹部位一燥热，瘙痒感会加重，小宝容易因为来回翻身、抓挠瘙痒部位而睡不踏实。如果室温太高，小宝不仅会燥热，还容易出汗，严重影响夜间睡眠质量。因此，除了开空调，建议宝妈给小宝铺上婴幼儿专用的凉席，以确保小宝感觉凉快。通常后半夜的温度比前半夜要低，宝妈可以给空调定时，或者是辛苦一点，夜里多检查几次，灵活调整，如果凉了就给小宝搭个小毯子或者关掉空调。

除此之外，宝妈在开空调时要注意几个细节：空调的风不要直吹小宝，直吹的话小宝很容易感冒，可以在出风口装上一个挡风罩。小宝待在哪个屋子里，就监测哪个屋子的温度，一般建议客厅、卧室都开着，这样从客厅去卧室或者从卧室去客厅，温度不会有太大的变化，不然每次换地方，都要重新开空调，一来效果不好，二来频繁开关空调不但费电，而且还会影响空调的使用寿命。通常情况下，降低室温需要开制冷模式，而不是除湿模式，两种空调模式的对比，我们会在"小宝护肤三大法宝之凉快"一节中讲解。

04
治疗湿疹不能用激素药膏？错！

2021年登上新闻热搜的"大头娃娃"事件，至今仍对很多宝妈有着不小的影响，有的宝妈甚至因为这一事件产生了很重的"激素恐惧症"，只要是激素药物（本书中专指糖皮质激素类药物）就拒绝使用。每次出门诊都能遇到宝妈问这样的问题："李医生，我不想给小宝用激素药膏，有非激素的药或其他的办法吗？"尽管我耐心地、反复地讲解使用激素药膏的必要性和安全性，部分宝妈仍然对激素药膏有着很大的偏见，坚决不用，这让我们医生也很是为难。

因为受"大头娃娃"等负面社会新闻的影响，宝妈在使用激素药物时有所顾虑是可以理解的，但宝妈还是要理智地认识和对待激素药物。"大头娃娃"事件中最主要的问题在于，商家所售卖的面霜中添加了超强效的激素成分（丙酸氯倍他索），而我们国家规定，日化类的面霜是不可以添加激素的。丙酸氯倍他索是药，不是日常护理使用的润肤成分，是不可以长期使用的，尤其是在面部这样皮肤薄嫩的部位，否则无论是从激素强弱效还是使用时间、总用量这几个维度来看，激素的用量都是严重超标的，其副作用也必然很明显。就像我们感冒时虽然可以服用感冒药，但我们不能把感冒药当零食一样随时吃，更不能当饭一样吃很多、吃很久。

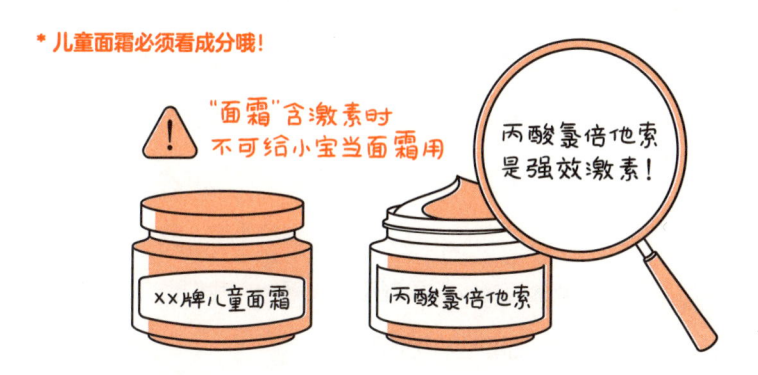

* 儿童面霜必须看成分哦！

"面霜"含激素时
不可给小宝当面霜用

丙酸氯倍他索
是强效激素！

××牌儿童面霜

丙酸氯倍他索

换个角度思考，假设激素药物真的那么可怕，为什么所有医院都还有激素药物并且医生还会开具激素药物呢？有不少同行曾对其所在医院的门诊处方进行过统计，看激素药物在日常门诊中的使用占比，不同医院的激素类药物使用占比不尽相同，但整体而言，激素类药物的处方占比都较高。例如，佛山市南海区红十字会医院江丽欢医生发表的《门诊处方糖皮质激素类药物应用情况分析》，以确定数量法随机抽取所在医院2009年1—10月门诊各科处方9 000张，其中糖皮质激素类药物处方使用占比为29.9%；汕尾市人民医院杨声军医生发表的《我院2015—2016年门诊糖皮质激素处方应用分析》，抽取所在医院2015年1月—2016年12月门诊各科室每月15日处方500张，共计12 000张，其中使用糖皮质激素类药物处方占比为11.9%。

激素药膏是治疗湿疹的一线选择

无论是美国、日本、欧洲一些国家还是我国的湿疹诊疗指南，都将激素药膏作为湿疹治疗的一线选择。如《湿疹诊疗指南（2011年）》[1]中就明确指出：**"外用糖皮质激素制剂依然是治疗湿疹的主要药物。"** 疾病指南是医生行医治病的金标准，也是最基本、最权威的准则，指导着医生的临床工作。给起湿疹的小宝使用激素药膏进行治疗是临床医生的常规治疗方案。对于湿疹严重的小宝，我们会要求宝妈回家后尽快使用激素药膏；如果湿疹比较轻微，我们也会建议宝妈备一点，在小宝的湿疹加重时好及时用上。

湿疹通常瘙痒难耐，非常影响小宝的日常生活（尤其是夜间睡眠），频繁夜醒会严重影响小宝的睡眠质量，从而影响小宝的生长发育。**激素药膏能够快速有效地缓解瘙痒症状，将瘙痒对小宝的影响大大降低。**

儒家思想里有一个重要的原则叫"过犹不及"，其实讲的是"度"这个问题。任何药膏都可能有副作用，但是副作用的大小，往往取决于用法、用量。宝妈只要遵医嘱用药，在安全范围内使用激素药膏，就能够充分发挥激素的正作用，减少副作用，为小宝的健康成长保驾护航。在临床中，医生会明确告诉宝妈，哪些药膏含有激素、激素的强弱效、每次的用量、用药剂量的上限、使用多久需要复诊，

---

[1] 中华医学会皮肤性病学分会免疫学组，张建中. 湿疹诊疗指南（2011年）[J]. 中华皮肤科杂志, 2011, 44（1）: 5-6.

这些细节都是为了帮助宝妈安全地使用激素药膏。关于激素药膏的强弱效、使用剂量，我会在第三章详细讲解。

轻微湿疹可靠护理或非激素药膏治疗

当然，并不是小宝一有湿疹就需要用激素药膏。特别轻微的湿疹，如果没有明显的瘙痒症状，宝妈也可以先不用激素药膏，加强护理或使用非激素药膏，也可以使小宝的皮肤恢复正常。但如果出现明显瘙痒等不适症状，我还是建议早期用上激素药膏。关于激素药膏什么时候开始用、何时停用，我也会在第三章详细讲解。

特殊情况下需要增加激素药膏的用量

一些特殊的情况，如神经性皮炎、结节性痒疹、特应性皮炎等疾病，由于瘙痒严重，反复搔抓导致皮疹增厚，药物渗透相对困难。通常我们会采取封包的方式，同时延长激素药膏的使用时间，激素药膏的用量也会比一般湿疹要大。我们会嘱咐宝妈定期复诊，监测用药的情况。

随着用药时间的延长和剂量的增加，皮损部位可能会出现相应的副作用，如汗毛增多、毛细血管扩张、皮肤异色（色素沉着或是色素减退）等，这是激素药膏引起的皮肤表现，通常在湿疹治愈、停用激素药膏3~6个月后会恢复正常，宝妈不用过度担心。

最后再次嘱咐宝妈，对于激素药膏，我们要客观对待，遵医嘱用药，切不可盲目恐惧，也不建议自行增加用药剂量。

第三章

关于湿疹,
这九大须知
要牢记!

01
激素药膏
何时开始用？何时停用？

科学认识激素药膏后，接下来就是要掌握好激素药膏的"开关"：什么时候需要使用激素药膏来干预小宝的湿疹？什么时候可以停用激素药膏？

治疗湿疹的关键在于"对症"，也就是缓解瘙痒的症状。所以"开"的时间节点比较好确定，**当小宝起湿疹后出现瘙痒症状的时候，就应该使用激素药膏了。**

怎么判断小宝痒不痒呢？

年龄较大的孩子可以告诉妈妈自己哪里痒、痒得有多严重。但对于不会说话，甚至还不太会抓的"小小宝"，通常就需要宝妈的"火眼金睛"了。再小的宝贝也会用肢体语言去"表达"自己痒了，比如宝妈给小宝喂奶的时候，小宝会用脸去蹭妈妈的胳膊；总是爱扭动身子、不停地摇头，或者用胳膊、腿去蹭被子，睡得不安稳、容易夜醒；或是频繁用小手去抓耳朵、抓头皮、揉眼睛。当小宝做出这些动作的时候，宝妈可以检查相应的部位，比如耳朵、面部、头皮、眼周或者脖子等是否有皮疹。如果有，建议咨询医生，可能就需要使用激素药膏进行干预了；如果没有，宝妈可以从温度（如是否有热刺激）、湿度（如皮肤是否很干燥）、周围环境（如日照强烈、粉尘较多）等方面进行分析，不要在无皮疹的区域盲目地使用激素药膏。

* **小宝经常抓耳挠腮**
  宝妈需要留意是否有皮疹

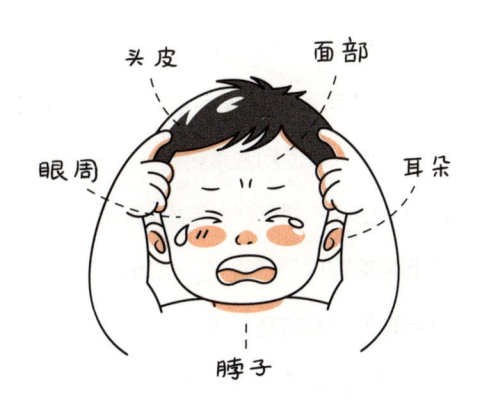

有的时候，确实很难判断小宝的动作是习惯性的还是真的痒。这时候宝妈可以先观察小宝每次抓蹭的部位是否相同，再检查一下该部位是否有皮疹。一般习惯性的抓挠持续时间不会太长，小宝睡着后也就不再继续了，这种情况下通常不伴有皮疹，部位往往也是不固定的。小宝抓挠还需要排除肠痉挛、缺钙、太热等原因。准确判断小宝是否瘙痒确实不太容易，宝妈不要着急，这里提供的是一个大致的判断方法，如果拿捏不准、感觉有困难的话可以寻求医生的帮助。

湿疹"好了"能提前停药吗？

不少宝妈对停药的时机拿捏不准，由于担心激素药膏存在副作用，有的宝妈给小宝涂抹一两次后见瘙痒症状减轻了就提前停药，这时湿疹往往还没好利索，很容易在停药后一两天复发。

湿疹好了是可以提前停药的，但"好了"需要满足2个条件：**湿疹部位皮肤完全恢复正常，且小宝的瘙痒症状完全消失。**小宝起湿疹时，皮疹部位通常会有红斑、丘疹、水疱甚至是渗出等，如果湿疹痊愈，这些皮损表现是会消失的，局部皮肤的颜色会恢复到正常肤色（如长期大量使用激素药膏，皮肤可能会有色沉），并且皮疹部位的瘙痒症状也会不复存在。宝妈可以明显观察到小宝的睡眠质量会变好，也不容易抓蹭或是烦躁了。需要注意的是，这2个条件同时满足时，方可提前停掉激素药膏，如果只是皮疹部位不痒了但皮损表现仍在，或者只是皮肤恢复到正常肤色但仍旧有瘙痒症状，都是不可以提前停药的。

何时能提前停用激素药膏

皮肤没有完全恢复	皮肤完全恢复	皮肤完全恢复
皮肤不痒了	皮肤还痒	皮肤不痒了
不能提前停用 ✗	不能提前停用 ✗	可以提前停用 ✓

如果遵医嘱用药一个疗程后皮疹还在，怎么办？

湿疹治疗时，皮肤的瘙痒症状往往会比皮疹先缓解。小宝接受治疗一个疗程后，如果瘙痒症状完全消失，而局部皮肤还有红斑等皮疹存在，宝妈可以尝试停用激素药膏，同时加强护理或是换成非激素药膏来维持。但如果瘙痒症状仍存在，那么宝妈就需要及时带小宝复诊，告知医生用药和护理的细节，请医生再次评估治疗方案。

外用激素药膏常见的副作用

如长时间使用较大剂量、较强效的激素药膏，可能会出现局部皮肤变薄（能看到明显的血管扩张）、皮肤发白或变黑、痤疮样小丘疹、皮肤敏感或潮红等表现。这些副作用，通常在停药后3~6个月会慢慢自行消失，宝妈不要太过紧张，如有疑虑，可留好照片咨询医生。

02
常用激素药物强弱效排序

激素药物种类繁多，有不同成分、不同浓度和不同剂型的，药物的强弱效（本书中专指药物的作用强度）也各不相同。选择合适的激素药物，需要综合考虑小宝的年龄、湿疹的部位和严重程度等多种因素。

如何判断药膏是否为激素药膏？

经常有宝妈拿着各种药膏到门诊，问我这些药膏分别是什么成分，有什么作用。不少宝妈会把药膏搞混，有的会把激素药膏误认为润肤霜（乳），有的宝妈会把抗生素药膏误认为激素药膏。这里，我教大家一个快速判断激素药膏的方法，比较简单且准确性相对较高，就是看药膏的化学名称，末尾如果带有"松"字，很可能就是激素药膏，比如丁酸氢化可的松乳膏、糠酸莫米松乳膏、卤米松乳膏等。当然也有例外，比如地奈德乳膏，末尾不带有"松"字，但也是激素药膏，曲安奈德益康唑乳膏，末尾也不带有"松"字，但是也含有激素成分（曲安奈德）。这只是一个粗略的判断方法，最准确的还是看药膏的说明书，看看成分是否含有糖皮质激素。

不同激素药物之间有什么区别？

不同激素药物之间的区别，首先是化学成分不同，如丁酸氢化可的松乳膏和糠酸莫米松乳膏，两者都是激素药膏，但有效化学成分是不同的。其次是化学成分的浓度不一样，如氟轻松乳膏有的浓度为0.01%，有的浓度为0.025%。最后是药物的剂型不同，有的是洗剂（此类型最少见），有的是乳膏，有的是软膏等。化学成分、化学成分浓度和药物剂型都会影响药物的强弱效。**针对不同情况的湿疹，我们需要选择强弱效合适的、剂型匹配的激素药物，才能让其治疗作用最大化，副作用最小化。**

美国儿科学会将外用糖皮质激素类药物的强弱效分为7级，如下表所示。

作用强度	外用糖皮质激素药物及剂型
外用糖皮质激素药物分级——美国（7级）	
1级（超强效）	0.05% 丙酸氯倍他索（乳膏、软膏、溶液和泡沫） 0.05% 醋酸双氟拉松（软膏） 0.1% 醋酸氟轻松（乳膏） 0.05% 丙酸卤倍他索（乳膏和软膏）

（续表）

作用强度	外用糖皮质激素药物及剂型
2级（高强效）	0.05% 二丙酸倍他米松（乳膏和软膏） 0.025% 布地奈德（乳膏） 0.25% 去羟米松（乳膏和软膏） 0.05% 醋酸双氟拉松（乳膏） 0.05% 醋酸氟轻松（乳膏、软膏和凝胶） 0.1% 哈西奈德（乳膏和软膏） 0.1% 糠酸莫米松（软膏）
3级（强效）	0.1% 戊酸倍他米松（软膏） 0.05% 去羟米松（乳膏） 0.005% 丙酸氟替卡松（软膏） 0.1% 曲安奈德（软膏） 0.5% 曲安奈德（乳膏）
4级（中强效）	0.12% 戊酸倍他米松（泡沫） 0.1% 匹伐氯可托龙（乳膏） 0.05% 氟氢缩松（软膏） 0.025% 醋酸氟轻松（软膏） 0.025% 哈西奈德（乳膏） 0.2% 戊酸氢化可的松（软膏） 0.1% 糠酸莫米松（乳膏和洗剂） 0.1% 曲安奈德（乳膏）
5级（中效）	0.1% 戊酸倍他米松（乳膏） 0.025% 氟氢缩松（软膏） 0.05% 氟氢缩松（乳膏） 0.01% 醋酸氟轻松（乳膏） 0.025% 醋酸氟轻松（乳膏） 0.1% 丁酸氢可的松（乳膏、软膏和洗剂） 0.1% 氢化可的松丁丙酸酯（乳膏） 0.2% 戊酸氢化可的松（乳膏） 0.1% 泼尼卡酯（乳膏） 0.025% 曲安西龙（软膏）

（续表）

作用强度	外用糖皮质激素药物及剂型
6级（弱效）	0.05% 二丙酸阿氯米松（软膏、乳膏） 0.05% 地奈德（乳膏、软膏、洗剂、水凝胶和泡沫） 0.01% 醋酸氟轻松（油） 0.025% 氟氢缩松（乳膏） 0.025% 曲安奈德（乳膏）
7级（最弱效）	0.5%和1% 氢化可的松（乳膏和软膏）（OTC） 2.5% 氢化可的松（乳膏、软膏和洗剂）

美国的分级较为细致，涵盖了大部分的外用糖皮质激素药物。相比较而言，中国的4级分级更为简洁，如下表所示。

皮肤科常用外用糖皮质激素药物分级——中国（4级）

作用强度	药物名称	常用浓度
弱效	醋酸氢化可的松 醋酸甲泼尼龙	1.0% 0.25%
中效	醋酸泼尼松龙 醋酸地塞米松 丁酸氯倍他索 曲安奈德 丁酸氢化可的松 醋酸氟氢可的松 氟轻松	0.5% 0.05% 0.05% 0.025%~0.1% 1.0% 0.025% 0.01%

（续表）

作用强度	药物名称	常用浓度
强效	丙酸倍氯米松 糠酸莫米松 氟轻松 氯氟舒松 戊酸倍他米松	0.025% 0.1% 0.025% 0.025% 0.05%
超强效	丙酸氯倍他索 氯氟舒松 戊酸倍他米松 卤米松 双醋二氟松	0.02%~0.05% 0.1% 0.1% 0.05% 0.05%

  4级法中的糖皮质激素类药物，多为乳膏或软膏剂型，少数为洗剂、凝胶、泡沫或溶液剂型。相比美国的7级分类，4级分类涵盖的药物种类会少一些，比如地奈德（0.05%，乳膏、软膏、洗剂、水凝胶和泡沫），在美国的7级分类中属于弱效激素，临床中用得较多，但并没有出现在上述4级法的表中。上述分级仅供宝妈参考，用药遵医嘱即可。

  了解了激素药物的强弱效后，宝妈不要误认为"越弱的激素药膏副作用越小，对小宝越好"，在治疗湿疹的时候，还得依据小宝的具体情况选择适合的药物。新生儿的皮肤、薄嫩部位的皮肤或者是皮肤炎症较轻的时候，我们可以选用相对弱效的激素药物；但如果病情需要，也应该使用中效或是强效的激素药物，适合病情的药物才是最好的选择。就好比奶粉好消化、刺激小，肉类等食物相对难消化，但对于5岁的孩子来说，如果只给他喝奶粉不吃肉类等食物，那小宝往往很难吃饱、吃好。湿疹的治疗也是一样的，也需根据年龄、部位和湿疹严重程度来综合选择。

在门诊中，我经常会把对抗湿疹比作"攻占城墙"，我们需要派出合适的兵力去攻打，兵力太少太弱，不仅攻打的时间长，在这期间，对方的兵力还可能会不断增加，我们攻城的难度也会大大增加。但如果一开始我们就派了合适的兵力去攻打，则有可能在短时间内就顺利攻下城墙。不论医生怎么劝说，有的宝妈都坚持只用最弱效的激素药膏，本来3~5天就能控制住的湿疹，硬是拖到2周甚至1个月，最后遭罪的还是小宝。关键是，这种做法使用的激素总量其实一点没少，只是治疗周期被人为地拉长了，计算下来，往往使用的激素总量反而增加了。而在治疗期间，小宝的日常生活（尤其是睡眠质量）也会受到影响，进而影响到小宝的生长发育，这就好比捡了芝麻丢了西瓜，因小失大了。

在临床中我通常采用降阶梯的治疗原则（即由强到弱）。通俗的理解，就是在一开始就使用稍微强效一点的激素药物，快速控制湿疹的症状，在湿疹症状得到有效控制后，再把激素药物减弱，换成低一级别的药物维持治疗。 我不建议宝妈从最弱的激素药膏开始"升阶梯"地尝试，这样的试验成本很高。

最后，还是这句话："**适合小宝病情的才是最好的。**"医生会根据小宝的情况推荐并处方适合的激素药膏，专业的事情交给专业的人做，宝妈只需大致了解激素药膏的强弱效，用药方面遵医嘱即可。

03
如何判断是否对
药膏、润肤霜（乳）过敏？

小宝的皮肤薄嫩，宝妈在给小宝尝试新的外用药膏或润肤霜（乳）前，为了避免出现过敏反应，我们建议先进行过敏测试，尤其是对于过敏体质或既往出现过外用药膏或润肤霜（乳）过敏情况的小宝，这一步更不能省略。

皮肤过敏测试的两个步骤

第一步，小宝临睡前，宝妈可将测试的药膏或润肤霜（乳）挤出少量，薄涂在小宝耳后或手臂内侧的皮肤上。如果有多种产品需要测试，可以分部位涂抹，并在对应的位置做好标记，记下每个部位使用的药膏或润肤霜（乳），同时建议拍照记录。

第二步，小宝起床后，宝妈可将涂抹的药膏或润肤霜（乳）轻轻擦掉，观察相应部位有无过敏反应。一般轻微的过敏反应表现为红斑，红斑的形状与之前涂抹的范围基本一致。如果过敏反应严重，往往会有瘙痒的感觉（小宝可能会抓挠），更为严重的过敏反应则会伴有明显的烧灼感、刺痛感，甚至会起水疱。

* 耳后皮肤过敏测试

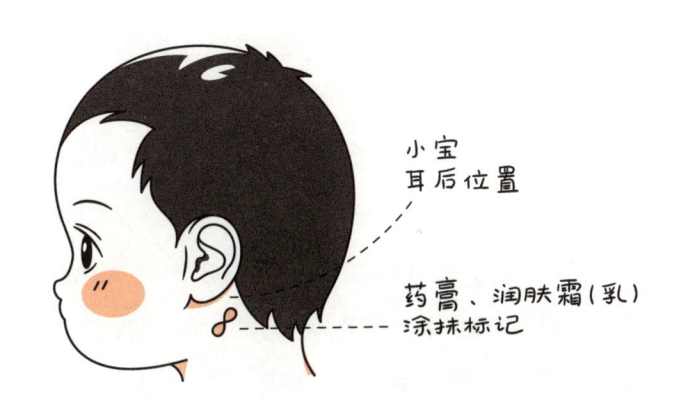

小宝
耳后位置

药膏、润肤霜（乳）
涂抹标记

皮肤过敏测试操作的注意事项

在进行过敏测试时，宝妈需要注意以下几点。

● 测试部位的皮肤是完好无损而且没有皮疹的，在测试前1周小宝没有服用过激素药物或是抗过敏药物，测试部位没有外用过任何药物，尤其是激素药膏。

● 测试的时候，宝妈将激素药膏薄涂即可，不需要涂太多太厚，如果小宝对该产品过敏，薄涂也会出现过敏反应。

• 宝妈要做好记录，在哪个部位、什么时候、用的什么药膏或润肤霜（乳），如果担心文字记录不清楚，宝妈可以拍照、录像等，不建议只靠头脑记忆，很容易记错、记混。

• 小宝入睡后，宝妈最好检查一下药膏或润肤霜（乳）是否还在皮肤上，有的小宝一翻身就把药膏蹭掉了，测试结果就不会太准确。

根据我的临床经验，大部分小宝如果在第一次测试时没有出现过敏反应，通常就可以正常使用药膏了。如果既往有外用药膏过敏史或是过敏体质的小宝，建议宝妈连续测试3次，3次测试均没有出现过敏反应，再给小宝正常使用药膏。如果小宝是高度过敏体质，则建议宝妈在测试时，密切观察，一旦发现小宝有过敏反应，要及时给小宝清除涂抹的药膏或者润肤霜（乳），如果过敏反应严重则要及时带小宝就诊。

第三章 关于湿疹，这九大须知要牢记！ 087

* 宝妈可用手机拍照或录像来辅助记录

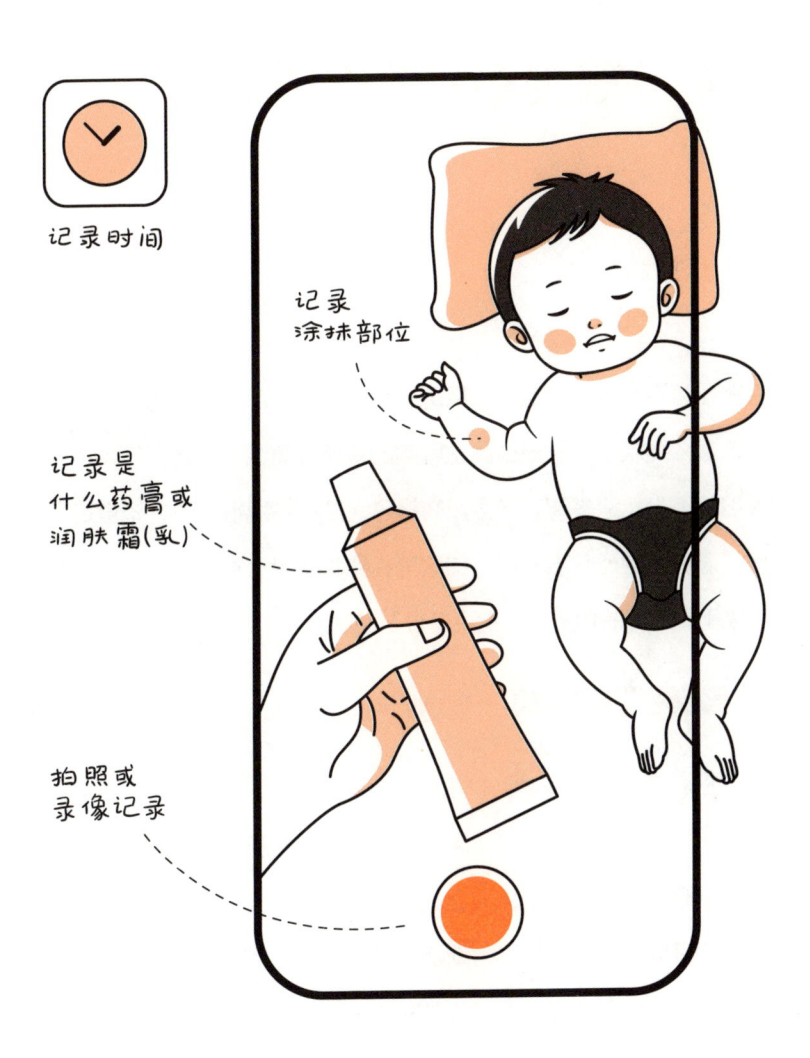

记录时间

记录涂抹部位

记录是什么药膏或润肤霜(乳)

拍照或录像记录

04
药膏涂多厚？
参考"指尖单位"原则

宝妈有没有遇到过这样的情况，正准备给小宝涂药膏时，突然不知道该怎么继续了，只记得医生叮嘱的"药膏薄涂一层就行了"，但到底该挤多少、涂多薄，完全没有概念。这种情况很常见，毕竟每个人对"薄涂"的理解不一样。在这里，我跟宝妈分享一个更加科学的方法来衡量药膏的用量："指尖单位"原则。

什么是"指尖单位"原则？

"指尖单位"是从国外引入的一个概念，英文是"finger-tip-unit"（简称FTU），可用来规范皮肤科外用药膏的用量。"指尖单位"原则指的是挤出成人食指末端指节长度的药膏量（即1个指尖单位），可以将这些药膏均匀地涂抹在成人2个手掌面积大小的皮肤上，此时，药膏所形成的厚度就是医生常说的"薄涂一层"。按照药膏的标准口径5毫米来计算，1个指尖单位的药膏重量约为0.5克。一个成人全身皮肤的总面积，约为100个成人手掌面积大小，所以要薄涂一个成人全身皮肤所需要的药膏总量≈100个成人手掌面积对应的用量≈50个指尖单位≈25克。

在这里要注意，我们所说的食指、手掌面积应对应同一个成人。宝妈如果要给小宝涂抹激素药膏，应该用自己的食指末端指节量取药膏，比如1个指尖单位的药膏，然后涂抹在2个手掌面积（对应宝妈的手掌面积）大小的皮损部位。那如果是大一点的小宝，自己涂抹药膏，也可以按照"指尖单位"原则来进行，即小宝用自己的食指末端指节量取药膏，比如1个指尖单位的药膏，然后涂抹在2个手掌面积（对应小宝自己的手掌面积）大小的皮损部位。

当然，<u>激素药膏涂抹时，并非要求极其精准，毕竟是用肉眼估量，不同的人在尺度把控上会存在差异，同一个人，2次的操作也可能存在差异，宝妈无须要求太高。</u>

* **1个指尖单位的药膏可涂抹的皮损面积**

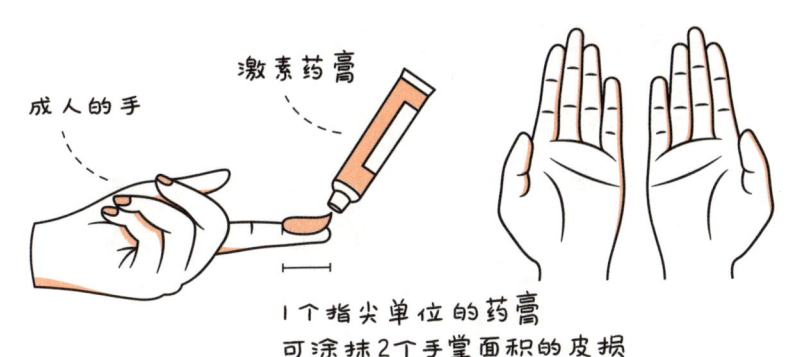

临床上，我们会用指尖单位来估算不同年龄、不同部位所需要的激素药膏用量，宝妈可以参考以下表格。

不同年龄段不同部位对应的指尖单位值

年龄	面部颈部	一侧上肢	一侧下肢	躯干前部	躯干后部及臀部
3～12个月	1	1	1.5	1	1.5
1～2岁	1.5	1.5	2	2	3
3～5岁	1.5	2	3	3	3.5
6～10岁	2	2.5	4.5	3.5	5
10岁以上	2.5	4	8	7	7

湿疹分散在不同部位时，该怎么计算面积呢？

以上表格适合用于对应部位皮肤全部都有湿疹的情形，但现实中小宝的湿疹往往是脸上一点、手上一点、身上一点，比较分散，这种情况宝妈可以用自己的手掌丈量湿疹面积后进行换算（只需大致估算，不用特别精确）。建议宝妈用一个手掌丈量即可，因为面积越小，越好估算，一个手掌的面积对应激素药膏的用量是0.5个指尖单位。

2种药膏混在一起时，怎么计算药膏用量？

湿疹有时会伴有渗出或感染，我们常常会加上抗感染的药膏，将两种药膏按照一定的比例混合使用。那使用2种药膏时，我们该怎么计算药膏用量呢？

答案是"分别计算，各算各的"。举个例子：如果医嘱为激素药膏和抗生素药膏用药比例为1∶1，而宝妈估算出小宝湿疹的面积大约为2个手掌大小，那宝妈就需要分别挤出1个指尖单位的激素药膏和1个指尖单位的抗生素药膏，混合均匀后再进行涂抹，而不是2种药膏用量加起来的总量是1个指尖单位。

湿疹面积太大，涂抹激素药膏可能超量怎么办？

为了确保用药安全，降低药物给小宝带来的副作用，我通常建议治疗普通湿疹时，使用激素药膏1周的剂量为2岁以内不超过15克，2岁以上不超过20克，但有时候小宝的湿疹面积很大，按照"指尖单位"原则使用激素药膏时，激素药膏用量可能会超过上述范围，那这时候该怎么办呢？根据我的临床经验，**如果病情需要，在短时间内，激素药膏适当超量一般不会有太大副作用（1周用量，2岁以内不超过20克，2岁以上不超过25克），但要求宝妈一定要参与随访，定期向医生汇报小宝的恢复情况，由医生来评估和调整治疗方案，不建议宝妈自行增减激素药膏的用量和使用时长。**

05
激素药膏怎么用？
用多少？

激素药膏是治疗湿疹的一线用药，在做完过敏测试、确保小宝对激素药膏不过敏后，宝妈就可以遵循"指尖单位"原则用药了。之前我们谈到过，要客观地认识激素药膏，切忌"谈激素色变"。那宝妈应该如何正确地使用激素药膏，使其药效最大化、减少副作用呢？下面，我将从激素药膏的强弱效选择、使用时机、使用时长和使用总量这4个方面来讲一下，激素药膏该怎么用、用多少。

激素药膏的强弱效选择

在前面的章节里，已经讲过常用激素药膏的强弱效分级，我们知道，激素药膏不是越弱越好，合适的强度才是最好的。下面我汇总了不同年龄段小宝在临床中常用的激素药膏，仅供参考。皮肤薄嫩的部位或者炎症较轻微时，也可以选用稍微弱效一点的激素药膏。

不同年龄段的小宝常用的激素药膏

小宝年龄段	临床中常用的激素药膏
3个月以下	地奈德乳膏
3~6个月（含）	地奈德乳膏或丁酸氢化可的松乳膏
6个月以上~2岁（含）	丁酸氢化可的松乳膏、丙酸氟替卡松乳膏（1岁以上使用）或糠酸莫米松乳膏
2岁以上	丁酸氢化可的松乳膏、丙酸氟替卡松乳膏或糠酸莫米松乳膏，必要时可使用卤米松乳膏

激素药膏的使用时机

小宝一天的活动非常丰富，为了保证药效，让药膏与皮肤多接触一段时间，宝妈把握好用药的时机是很重要的。

1天使用1次的药膏，建议宝妈在小宝临睡前使用；1天使用2次的药膏，1次仍可在晚上临睡前使用，另1次可选择在白天小宝睡长觉之前使用，**目的都是减少小宝把药膏抓掉、蹭掉甚至不小心吃掉等情况的发生，让药膏待在皮肤上的时间尽可能久一点。**

激素药膏的使用时长

小宝身体不同部位起湿疹时，由于皮肤特点不同，激素药膏的使用时长也会有所差异。

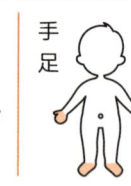

面部、皱褶部位、外生殖器周围等薄嫩部位一般连续使用激素药膏不超过1周；眼睛周边使用含有激素成分的眼膏，一般不超过1周。

头皮、躯干、四肢（手掌和脚底除外）等部位一般连续使用激素药膏不超过2周；掌跖部位（即手掌和脚底）的角质层较厚，一般连续使用激素药膏不超过3周。

特殊情况下，如治疗需要，可在医生的指导和监督下适当延长用药时长。

不同部位湿疹使用激素药膏时长上限

面部 脖子 腋下 外生殖器周围 腹股沟	头皮 胸部 胳膊 腿	背部 臀部	手足
通常 不超过1周	通常 不超过2周		通常 不超过2周 [1]

特殊情况下可遵医嘱延长用药时长

[1] 手背和脚背通常不超过2周，掌跖部位通常不超过3周，特殊情况请遵医嘱。

在这里要特别提醒宝妈，一定要遵医嘱足量足疗程用药，不要随意减量或停药。 比如医嘱是1天2次用药，有的宝妈自行减至1天1次，有的甚至调整为隔天使用1次，这都会影响疗效，导致治疗周期被人为延长。

如遵医嘱用药后未见好转，宝妈需好好回顾用药期间对小宝皮肤的护理是否到位，以及是否持续存在诱发湿疹的刺激因素，同时需要及时寻求专业皮肤科医生的帮助，请医生再次评估病情、调整治疗方案，切不可自行在家延长用药时间或增加用药剂量！

激素药膏使用的总量

宝妈们常问的一个问题就是："李医生，激素药膏最多用多少？"关于"激素药膏用多少"这个问题，**我们一般不区分其强弱效，而是统一用激素药膏的总量来判断。**如之前所讲，建议使用激素药膏1周的剂量为2岁以内不超过15克，2岁以上不超过20克，如有特殊情况，可遵医嘱提高上限（1周用量，2岁以内不超过20克，2岁以上不超过25克），在维持阶段，单周用量可以适当下调（1周用量，2岁以内不超过10克，2岁以上不超过15克）。

也常有宝妈问，如果激素药膏停药后没过几天，湿疹又复发了，而且还伴有瘙痒症状，那还能继续用药吗？

答案是肯定的。小宝的湿疹如果已经出现瘙痒症状，就达到了我们使用激素药膏的标准。不管是原先部位起湿疹，还是新的部位起湿疹，用药时长都不再跟之前累计，需要重新计算。不过，激素药膏总体的用量还是加在一起计算的，1周全身涂抹的总量仍建议2岁以内小宝控制在15克以内，2岁以上小宝控制在20克以内。宝妈需要注意，如果间隔时间很短就复发了，那就非常有可能是上次治疗停药过早，湿疹并没有完全好利索（即我们之前所讲的"假复发"），在这次治疗中，宝妈一定要足量用药，确保症状完全消失和皮肤完全恢复正常后再停药（参考本书第三章"激素药膏何时开始用？何时停用？"一节）。

总之，指导原则是明确的，实际治疗是灵活的。临床中遇到一些特殊情况，用药会有所调整。比如，湿疹程度较重和湿疹面积较大的小宝，激素药膏的使用时长和总量均有可能会超标（此时需要在医生的监督指导下用药，并且定期复诊）；再比如，湿疹的瘙痒症状很强，严重影响了小宝的日常生活质量（尤其是睡眠质量），在外用激素药膏的同时，我们往往会让小宝口服抗过敏药物以更快、更好地控制瘙痒症状。在特殊情况下的用药，宝妈一定要遵医嘱进行，切勿自行减量或停药，以免影响治疗效果。

06
湿疹伴有破溃时怎么办？

湿疹部位有时候可能会伴有皮肤破溃，比如裂口、出血、渗出、结痂、糜烂等。破溃的程度有轻有重，当湿疹伴有轻度破溃时，宝妈可以参照下述用药方式来处理，如果拿捏不准，则建议宝妈带小宝就诊，请医生来判断、处理。

湿疹伴有轻度破溃时该如何用药？

当湿疹伴有轻度破溃时，可将抗生素药膏如莫匹罗星软膏或夫西地酸乳膏与治疗湿疹所选用的激素药膏按照1∶1的比例，先在手心混匀（每种药膏的用量都遵循"指尖单位"原则），然后薄涂在破溃处；也可先单独涂上抗生素药膏，5~10分钟后再使用激素药膏。

如皮损处有少量渗出（渗出严重时请直接带小宝线下就诊），宝妈可用康复新液或生理盐水打湿无菌纱布，轻轻地敷在皮损部位，待渗出液被吸收后（5~10分钟）再用药。

有的宝妈很细心，看到激素药膏的说明书上写着"避开破溃处"，所以在小宝起湿疹且伴有轻度破溃时，宝妈会因此而减少激素药膏的用量，甚至干脆停用激素药膏。其实，宝妈不用过分担心，我们使用激素药膏的同时加上了抗生素药膏，所以在轻度破溃的部位涂上激素药膏是没有问题的。

再次提醒宝妈，上述用药方式只适用于湿疹伴有轻度破溃的情况，当破溃程度较重时，宝妈一定要带小宝去医院就诊。

湿疹伴有破溃时可以洗澡吗？

答案是可以的。不洗澡皮肤表面的细菌更多，残留的药膏和皮损处的分泌物也无法被清洁掉，反而会加重皮肤的感染。宝妈给小宝洗澡最好选择淋浴，避免盆浴；洗澡的时间控制在5分钟内，可以用沐浴露，但宝妈要注意动作要轻柔，避免来回揉搓皮肤。

对于躯干湿疹、头皮湿疹、面部湿疹、胳膊和腿上的湿疹、手足湿疹、肛门口周围湿疹，以及口水疹，如果皮损部位有轻微破溃、少量渗出，均可以按照上述用药和清洁方式进行治疗和护理。

耳部起湿疹伴有轻度破溃时，也可按照上述用药方式进行，但如果外耳道湿疹皮损处有少量渗出，使用康复新液或者生理盐水打湿无菌纱布进行湿敷时，需要注意用量要少一些，避免液体进入外耳道内。

对于眼周湿疹、肛门口湿疹、外阴湿疹、阴囊湿疹，因湿疹部位皮肤薄嫩且位置特殊，当湿疹伴有轻微破溃时，治疗方法会有所差异，具体用药可在后面对应的章节中查阅。护理上，仍旧需要给小宝进行常规清洗，但宝妈需注意动作上要更加轻柔。

07
激素药膏吃进嘴里怎么办？

在门诊中经常遇到这样的情况，有的小宝起了口水疹，宝妈却不肯给小宝使用激素药膏，究其原因是宝妈担心小宝会把激素药膏吃进嘴里。实际上，不少宝妈在给小宝治疗面部、口周及眼周的湿疹、皮炎时，会因为这个顾虑，而不给小宝使用激素药膏或者刻意减少使用的剂量，进而耽误了湿疹的治疗。这一节，我们来聊一下宝妈担忧的这个问题：如果小宝不小心吃了激素药膏该怎么办？在解答这个问题之前，我们先一起来了解一下婴幼儿阶段的一个特殊时期：口欲期。这是小宝容易误食激素药膏的一个主要原因，也是宝妈需要重点护理小宝的一个关键时期。

婴幼儿口欲期的注意事项

婴儿出生后的0~18个月，是我们常说的"口欲期"，从3个月左右开始，婴儿会吃自己的小手，然后用小舌头舔嘴、舔周围能够触碰到的物品，再大一点，小宝就会用小手抓物品往自己嘴里放，这些都是小宝探索周围世界的方式。宝妈会发现，**小宝吃小手的时候往往乐在其中，情绪也会比较舒缓平稳。其实，吃手还有助于小宝大脑皮质的发育，提高小宝手眼的协调性和手部的灵活性。**

在这个特殊阶段，宝妈应该做的是为小宝创造一个干净、安全、舒适的环境，让他们尽情地探索世界、发现乐趣。那具体该怎么做呢？

首先，要确保小宝手部干净卫生，避免手上的脏东西、细菌等被吃进嘴里。 小宝的小手闲不住，会到处摸、到处抓，很容易弄脏，宝妈要经常用纯棉的湿纱布巾给小宝擦手，外出时可用婴幼儿专用的手口湿巾给小宝擦手。

其次，可以给小宝划分出专属的活动区。 宝妈要确保在这个范围内放置的所有物品，即便被小宝放进嘴里，也没有危险。宝妈要经常进行清洁打扫，保持环境的干净卫生，物品要定期消毒。家里可以备一台家用消毒柜，玩具在被小宝玩过、啃咬后，要及时擦干净放进消毒柜消毒。建议将不相关的东西，尤其是一些小物件、尖锐的物品都清理出去，避免小宝误食或被误伤。

最后，可以给小宝准备安抚奶嘴和牙胶。 小宝出生3个月以后，宝妈可以尝试给小宝使用安抚奶嘴，尤其在小宝想睡觉或情绪很差的时候。安抚奶嘴单次使用的时长一般为15分钟左右，不建议长时间、频繁使用，避免小宝对安抚奶嘴产生依赖性。从6个月左右开始，宝妈就可以逐渐把小牙胶给小宝咬着玩儿，尤其是在小宝7~8个月开始长牙的时候，小宝牙龈难受，这时候牙胶可以缓解牙龈的不适感，舒缓烦躁的情绪。此外，咬牙胶也有助于减少小宝吃手的次数，牙胶有很多款式，对于小宝而言，也会是充满乐趣的探索。小宝的注意力转移到咬牙胶上，对小手的依赖性也就会越来越低，有的小宝不知不觉间就戒掉了吃手的习惯。

通常从七八个月开始，小宝的手眼协调能力会越来越好，接触到的新鲜事物也越来越多，吃手的次数也就会越来越少。如果小宝在1岁以后仍旧很依赖吃手，建议宝妈带小宝就诊，寻求医生的帮助。

激素药膏吃进嘴里的处理办法

涂抹在身上的药膏，是暴露给小宝的，难免会出现被小宝误食的情况，尤其是在口欲期，对此，宝妈要有心理准备，不要因为小宝误食涂抹的药膏而太过慌张或者过分自责。

一般来说，涂抹在小宝身上的激素药膏是少量的，被误食的量就更少了，通常没有什么大问题，宝妈不要太着急。另外，常规治疗湿疹的激素药膏，绝大多数没有毒性成分，通常也不会被人体的消化道吸收，最后会随着粪便排出体外。小宝少量误食后，宝妈可以先观察，看看小宝是否出现恶心、呕吐、腹泻、腹痛等症状，同时可以给小宝多喝一点温开水，促进排泄。

当然，我们还是要尽量减少这种情况的发生。建议宝妈在小宝睡觉的时候涂抹药膏，这样药膏被小宝误食的概率会小很多。如果是在小宝清醒状态下涂抹，宝妈可以在涂药后先陪小宝玩一会儿，或者给小宝拿玩具玩耍，分散小宝的注意力。

在这里，有2种特殊情况需要提一下。第一，宝妈给小宝涂抹激素药膏的量特别大，涂的时候还没给小宝抹均匀，有部分药膏厚厚地残留在皮肤上，这种情况下，小宝如果误食了，药量就可能较多。第二，药膏放在了小宝拿得到的地方，小宝误把药膏当成了食物直接吃了，这种情况下，误服的药量不确定。对于大一点的小宝，宝妈要第一时间询问小宝吃了多少，有没有不舒服。如果剂量不大也没有什么症状，宝妈可以让小宝多喝温开水，促进排泄；如果误服量较大或出现不适症状，建议宝妈及时带小宝线下就诊；如果无法确定误服量多少，宝妈也要镇定，因为越是慌张越容易出错，这种情况下为以防万一，建议先线下就诊，排除可能存在的风险。宝妈带小宝就诊时一定记得带上小宝误食的药膏，以便医生进行判断。

家中药品，一定要远离小宝！

在这里要着重提醒宝妈，家里的药品，一定要放到小宝触碰不到的地方。小宝在口欲期，几乎是无差别地对待自己接触到的物品，不管什么物品一律都会往嘴里塞。药品对婴幼儿来讲是非常危险的，建议家长在家里常备小药箱，一方面，可以集中存放药品，对药品的种类、数量了如指掌；另一方面，可以放到小宝无法看到、触碰到的位置，从根本上杜绝误食药品的情况。

* 家庭小药箱

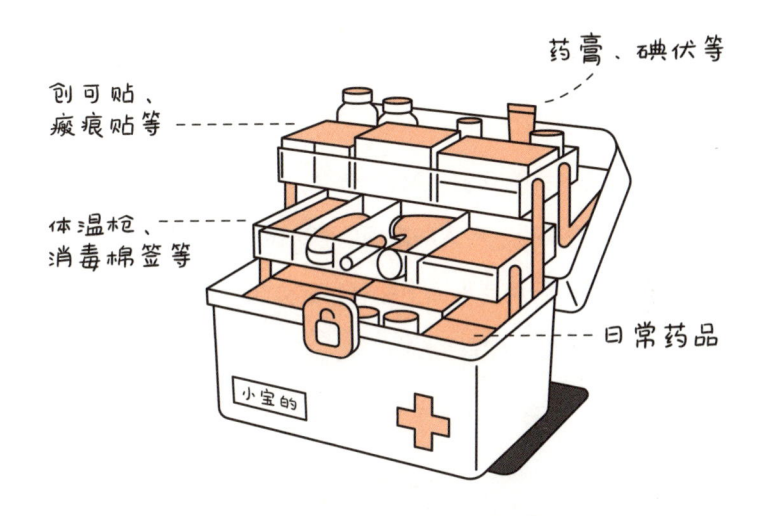

创可贴、
瘢痕贴等

药膏、碘伏等

体温枪、
消毒棉签等

日常药品

小宝的

如果家里的老人患有慢性疾病，比如高血压、高脂血症（即高血脂）、糖尿病，他们往往会常规服用一些降血压、降血脂、降血糖的药物。因为是常规服用，有的老人会把药物放在方便拿取的地方，时间久了，难免会掉以轻心，有的老人上年纪记性不太好，在服用完药物后，有可能会忘记拧瓶盖。**如果小宝趁老人不注意，把药吃了下去，大人若不能及时发现，后果不堪设想，轻则药物急性中毒，重则危及生命。我国每年因为误食药物导致婴幼儿中毒身亡的事件超过千例，宝妈一定要高度重视家庭药物的安全存放。**

小宝之所以会"偷吃"药物，往往是因为以下几种情况：一是小宝处于口欲期，对一切能够触碰到的东西，都习惯性地往嘴里放；二是有的药物有颜色，小宝会误以为是好吃的糖果，有的家长甚至为了哄小宝吃药骗小宝说药物就是糖果，导致小宝产生了错误的认知；三是有的家长会当着小宝的面服药，小宝模仿能力强，又有好奇心，很容易模仿家长服用药物。

所以，为了小宝的安全，家长一定要掌握家里药品的种类和数量，并集中存放在高处。老人的常规用药，可以放到抽屉里锁起来，用药时打开抽屉，服用完再锁上抽屉。另外，不要当着小宝的面吃药，更不要骗小宝说药品是好吃的糖果。

第三章 关于湿疹，这九大须知要牢记！ | 105

* **药品如何安全存放**

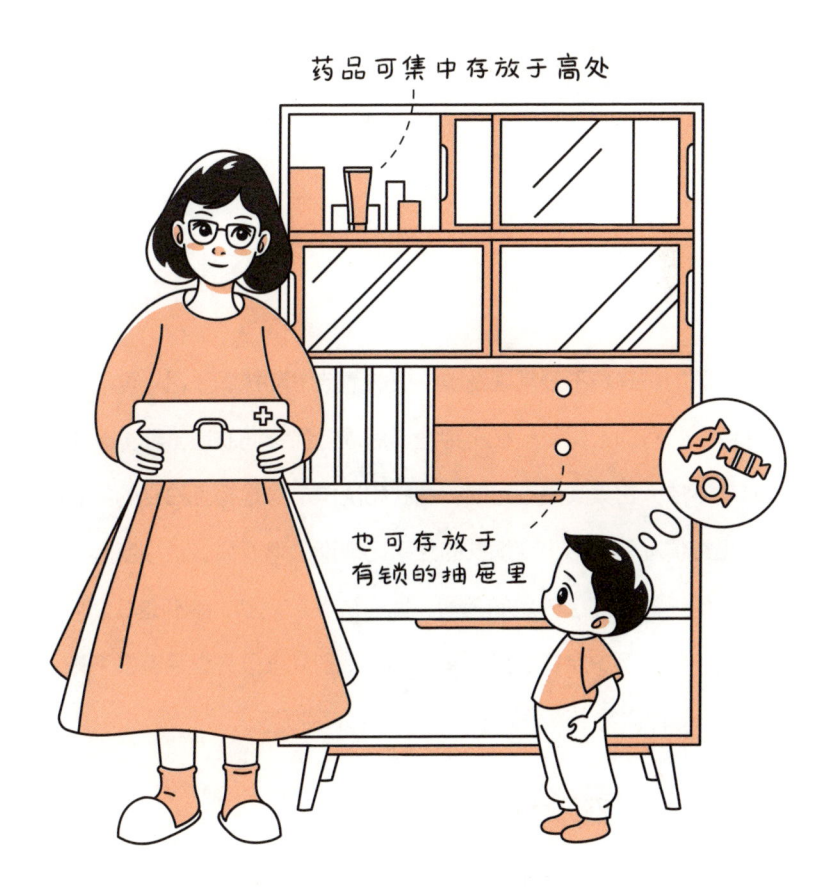

药品可集中存放于高处

也可存放于有锁的抽屉里

08
洗澡、抹润肤霜（乳）和抹药的顺序

皮肤的护理离不开常规洗澡（皮肤清洁）和抹润肤霜（乳）（皮肤保湿），有的宝妈只是在小宝洗澡后才会涂抹润肤霜（乳），不洗澡时就不抹，这其实是不对的，润肤和洗澡本身是相互独立的护肤步骤，正常情况下，给小宝润肤的频率比洗澡频率要高。当小宝起湿疹时，宝妈还需要加上外用的药膏，此时洗澡、润肤、抹药这3个环节叠加在一起，不少宝妈更是一头雾水了，到底该谁先谁后？接下来，我们将分3种情况来讲一下这3个环节的先后顺序。

第一种情况：小宝没有湿疹等皮肤问题

如果小宝没有湿疹等皮肤问题，那宝妈要做的就是给小宝进行正常的洗澡（清洁）和润肤（保湿）。在小宝洗完澡后，宝妈肯定是需要给小宝抹润肤霜（乳）的，即便不洗澡，我们也建议每天都抹（详见本章"小宝护肤三大法宝之清洁"一节）。在门诊中我遇到过一些宝妈，因为怕润肤霜（乳）会粘到小宝的衣服或者被褥上，就先抹上润肤霜（乳），过一会儿再洗澡，这种顺序是错误的。常规润肤的剂量不需要太多，即便粘到衣服或被褥上，我们也可以轻松洗掉。更为关键的是，这种护理顺序会大大减弱润肤的效果，就好比我们成人，先涂了精华再去洗脸，那些功效成分大多都会被洗掉。

小宝刚刚洗完澡时，皮肤角质层"喝足"了水分，这个时候立刻抹润肤霜（乳），其锁水保湿的效果是最好的。 在干燥的秋冬季节，对于皮肤很干燥（如特应性皮炎或是鱼鳞病等皮肤问题）的小宝，宝妈可以在小宝洗完澡或是泡完澡后，轻轻将小宝身上的水蘸干一些，注意不要全部擦干，然后快速给小宝全身厚涂润肤霜（乳），这样的保湿效果会更好。

第二种情况：小宝身上有湿疹等皮肤问题

当小宝身上起湿疹时，除了洗澡、润肤外，宝妈还需要给其涂抹药膏。如果当天小宝要洗澡，那洗澡应该排在第一位，不然抹的药膏和润肤霜（乳）会被洗掉一部分，影响使用效果。

剩下的2个环节——抹药和润肤，谁在前谁在后，是很多宝妈经常问到的问题。不同医生对此有不同的见解，根据我个人的治疗经验建议先抹药后润肤，以便皮损部位能更好地吸收药膏。有的宝妈担心药膏外再抹上一层润肤霜（乳）会影响疗效，确实有一些临床研究建议为了避免不同药膏之间、药膏和润肤霜（乳）之间相互影响，最好间隔2小时以上涂抹,但是我们要落实到日常生活中,还是很有难度的。设想一下,小宝1天用药2次(有时候还可能使用2种药膏,那就是4次),再加上润肤,总共可能需要涂抹至少5~6次,每次间隔2小时,这样算起来就历时10多个小时了。其间还穿插着给小宝换纸尿裤、哄小宝睡觉、喂小宝吃饭、给小宝洗澡等日常工作,光是看文字,都能想象到宝妈手忙脚乱的场景了。毕竟,宝妈的精力也是有限的,在如此繁重的日常工作中,要做到每天都按时抹药和润肤,难度不小。时间久了,很容易导致用药的依从性下降,进而影响疗效。因此,**为了兼顾有效性和可行性,我通常建议宝妈先给小宝涂抹药膏(如果是2种药膏,则将2种药膏混合在一起后使用),抹药后5~10分钟再给小宝涂抹润肤霜(乳)**。根据我的临床经验,这样抹药和润肤,湿疹的治疗效果也很好。

有的宝妈在涂完药膏后,过一会儿会擦掉药膏,然后再给小宝洗澡,这种顺序是不对的,我在第一章讲过,激素药膏要发挥作用,需要与皮损部位有足够长的接触时间,抹完药膏没多久就擦掉或者给小宝洗澡都是不合适的。

第三种情况:皮疹部位有厚痂或者皮肤异常干燥

在特殊情况下,我们可能会让宝妈调整抹药和润肤的顺序。如小宝皮损处有厚厚的结痂,直接涂抹药膏的话,痂皮会影响药膏的吸收,效果会很差。此时,我们可以稍做调整,建议宝妈先把润肤霜

（乳）厚厚地抹在结痂部位，软化痂皮，增加局部湿度，加强药膏的吸收效果。具体操作的顺序是：**先厚厚地涂抹润肤霜（乳），让它在结痂部位停留5~10分钟，软化痂皮；然后清理掉多余的润肤霜（乳）和已松动的痂皮；接下来再涂抹药膏，5分钟后再薄涂润肤霜（乳）。**第一步厚涂润肤霜（乳）闷痂的过程，我们有时候也换成湿敷，比如用双黄祛湿洗剂、生理盐水或康复新液等打湿纱布，湿敷在结痂的部位5~10分钟，其目的也是软化痂皮和增加局部湿度，方便药膏的吸收。

还有一种情况，就是小宝的皮肤特别干燥，我也会建议宝妈在涂药之前，先薄涂润肤霜（乳）以增加皮肤的湿度，方便药膏吸收。润肤霜（乳）不用擦掉，停留5~10分钟，即可涂抹药膏，5分钟后再次薄涂润肤霜（乳）。

洗澡、润肤、抹药的顺序

	皮肤情况	涂抹顺序
1	没有湿疹等皮肤问题	洗澡 → 薄涂润肤霜（乳）
2	有湿疹等皮肤问题	洗澡 → 抹药 → 5~10分钟后薄涂润肤霜（乳）
3	皮疹部位有厚厚的结痂	厚涂润肤霜（乳）→ 5~10分钟后清理润肤霜（乳）和松动的痂皮 → 抹药 → 5分钟后薄涂润肤霜（乳）

09 – 1
小宝护肤三大法宝 之保湿

小宝的皮肤很薄嫩，锁水能力较差，皮肤容易散失水分。在医学上有一个概念叫作经皮水分丢失（transepidermal water loss），定义的是因为生理性或病理性原因，单位时间和面积经人体皮肤丢失的水分，这是评价皮肤屏障功能的指标，其数值越高，说明散失的水分越多，皮肤屏障功能越差。小宝相对成人来说，经皮水分丢失的数值较高，对于有基因问题的小宝（比如部分患有特应性皮炎的小宝）而言，这个数值就更高了。因此，涂抹润肤霜（乳）进行保湿、人为地补充小宝皮肤所需的水分非常重要。

润肤霜（乳）的使用频率和用量

小宝润肤的频率，建议先从每天1~2次开始。润肤霜（乳）的使用频率和用量受个人的体质、南北方气候、季节和家庭环境等因素的影响。因此，我们不能笼统地规定小宝每天应该涂几次或是涂多少，比较合适的方式就是先从小剂量开始,同时观察小宝的皮肤状态,依据皮肤状态再进行调整。

当润肤剂量不够时,小宝的皮肤通常会出现白色鳞屑,也就是我们常说的"白皮儿"。在皮肤严重缺水时,可观察到类似"老树皮"样的皮肤纹理,有时候呈褐色,常见于小宝小腿伸侧(即小腿前侧)。尤其是在冬天,小宝一脱衣服,就能看到"雪花飘飘"的现象和纵横交错的皮肤纹理。这个信号就是在提醒宝妈,小宝皮肤已经极度干燥缺水了,需要加强润肤。

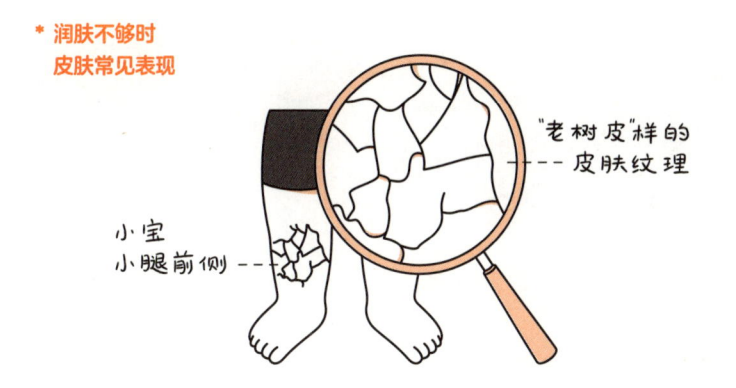

* **润肤不够时皮肤常见表现**

在门诊中我发现,有不少宝妈缺乏给小宝润肤的意识,与此同时,也有不少宝妈会陷入这样的认知误区,以为"只要给小宝大量保湿、厚涂润肤霜(乳),小宝就不会起湿疹了",这同样是不对的。**当润肤霜(乳)剂量过多时,小宝的皮肤会出现毛孔堵塞的情况,此**

时常见的皮肤表现是起粟丘疹（黄白色小丘疹），严重一点的会出现红色小丘疹或是毛囊炎，再严重的就形成疖子了。给小宝润肤时宝妈需要掌握好度，润肤霜（乳）涂抹太多也会增加皮肤的负担，过犹不及。

那润肤到什么程度算合适呢？一般来说，宝妈用手摸摸小宝的皮肤，如果感觉是润润的、不粗糙，同时肉眼看着皮肤没有鳞屑，没有红色小丘疹、毛囊炎等，就认为是合适的。

* 润肤过度时皮肤常见表现

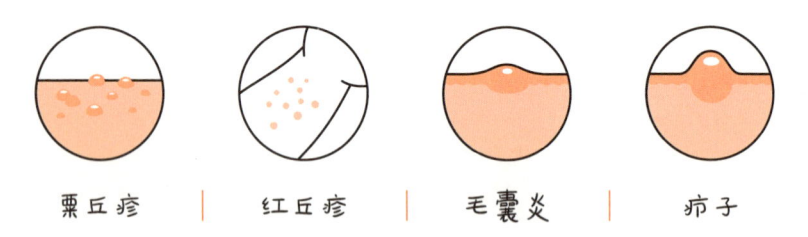

| 粟丘疹 | 红丘疹 | 毛囊炎 | 疖子 |

润肤霜和润肤乳的区别

不少宝妈会请我推荐适合小宝的润肤霜（乳），其实对润肤霜（乳）的品牌没有什么特殊要求，一般来说，厂家靠谱、成分安全无刺激、添加剂相对少、性价比高就可以。如果某一款润肤霜（乳）小宝之前没有用过，建议按照本章中"如何判断是否对药膏、润肤霜（乳）过敏？"一节中所讲的方法，先给小宝进行小面积的过敏试验，尤其是对于过敏体质的小宝，这个环节一定不要忽视。

虽然对润肤产品的品牌没有特殊要求，但对润肤产品的质地，我们还是要有讲究的。润肤产品的质地主要分为2种：霜剂（cream）和乳液（lotion）。选择使用霜剂还是乳液，主要根据小宝的肤质、季节、所处环境的湿度等因素进行判断。

霜剂呈半固态或者固态，其质地较为厚重，流动性差，水分含量比乳液低。霜剂中的油脂含量较高、油脂分子量大，不太适合油性肤质的小宝，通常在秋冬季节使用。乳液呈流动状，其质地较为清透，流动性好，水分含量比霜剂高。乳液中的油脂含量低、油脂分子量小，适合各种肤质的小宝用，通常在春夏季使用。

* **润肤霜与润肤乳**

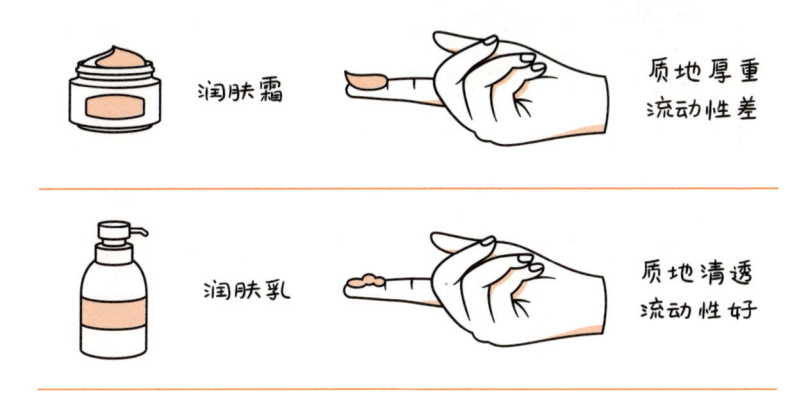

| 润肤霜 | 质地厚重 流动性差 |
| 润肤乳 | 质地清透 流动性好 |

相比乳液，霜剂的润肤效果更佳，但乳液的肤感会更舒适，因此涂抹乳液的时候，小宝的配合度也会更高。小宝白天不睡觉时，可以

优先使用乳液。对于火力旺、易出油的小宝，可以一年四季都用乳液，涂抹起来更清爽。对于皮肤极度干燥的小宝，则建议一年四季都用霜剂，润肤效果更好。当然，选霜剂还是乳液不是一成不变的，宝妈需要根据小宝皮肤的状态（看看是润润的，还是干燥起白皮儿，或有毛囊炎的）及小宝的配合度，灵活调整使用。

抚触油能当润肤霜用吗？

有的宝妈把抚触油当作润肤霜（乳）给小宝使用，这是不正确的。抚触油中主要是油性成分（如葵花籽油、椰子油等），并不含水，通常是用于辅助按摩而非保湿。保湿其实包含2个部分——锁水和补水，前者是锁住皮肤水分，避免水分流失，后者则是给皮肤补充水分，增加皮肤的含水量。油性成分是可以锁水的，但对于大多数宝宝而言，只靠锁水保湿，其效果是远远不够的。前面我们提到的霜剂和乳液，成分都包括水和油，既能起到锁水的作用，又能起到补水的作用，从而对皮肤起到滋润保湿的效果。宝妈在给小宝做抚触时，抚触油的用量也不要太大，做完抚触后要将多余的油及时擦掉，再涂抹润肤霜（乳），否则过厚的抚触油会影响润肤霜（乳）的保湿效果，同时也容易堵塞毛孔，引发毛囊炎等。有说法提到"小宝皮肤干了，可以用油（如橄榄油）来'闷一闷'"，这是不可取的，缓解皮肤干燥的关键在于补充水分以增加皮肤含水量，仅靠锁住现有水分是不够的。

* 抚触油与润肤霜（乳）的作用不同　　W(Water)：水分　O(Oil)：油性成分

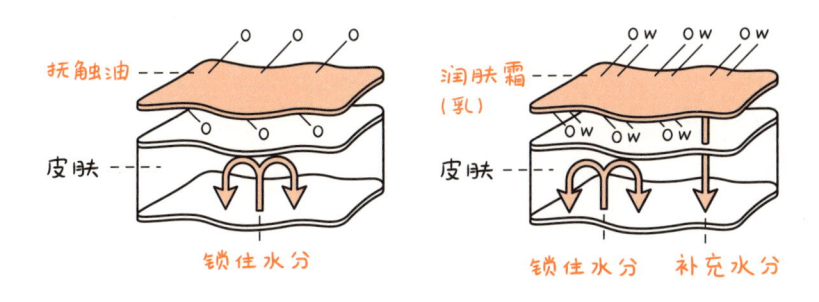

如果在润肤之前，宝妈能给小宝洗个澡，保湿效果会更好。小宝洗澡后，皮肤角质层含水量增加，此时涂上润肤霜（乳）能将皮肤吸收的水分牢牢锁住，起到事半功倍的效果。当然，并不是一定要洗澡后才可以给小宝润肤，保湿工作随时都能进行，宝妈只需在小宝日常洗澡后，及时涂抹润肤霜（乳）就可以，不需要为了保湿而特意增加小宝洗澡的频率。

关于保湿和涂抹药膏的顺序，前面我们已经讲过，一般先涂抹药膏，5~10分钟后再进行润肤。宝妈需要注意的是，**小宝起湿疹时，药膏只用在小宝有皮疹的地方，而润肤的范围不限于皮疹部位，在正常情况下，小宝全身都需要使用润肤霜（乳）。**

最后要提醒宝妈，在小宝出汗多的部位，比如脖子、腋下、腹股沟等，可以不用润肤。小宝出汗多的时候，建议宝妈换成痱子粉或是痱子水进行护理，以保持小宝皮肤干爽，避免局部皮肤太过潮湿。

09 – 2

小宝护肤三大法宝
之清洁

小宝皮肤的清洁包括洗脸、洗头和洗澡。关于如何洗脸和洗头，我们将在第四章分别讲解，这一节我们主要讲洗澡，洗澡涉及的体表面积最大，宝妈也大多容易在这个环节上出错。门诊中时常会遇到一些走极端的宝妈，要么每天给小宝洗好几次澡，她们给出的解释是皮肤要吸水，多洗澡有利于保湿；要么3个月甚至更长时间不给小宝洗澡，说是湿疹怕湿，洗澡会加重湿疹。

当然，上述两种极端的做法是不科学的。无论是否有湿疹，宝妈都应该给小宝规律洗澡，以保持皮肤的清洁、健康。我们建议洗澡的频率为1周1~3次，宝妈可根据季节、天气、小宝的活动量等自行调节，比如夏天热，易出汗，就可以每周洗3次或更多，冬天冷，出汗少，可以1周洗1~2次。

沐浴产品怎么选择？

洗澡时使用的沐浴产品，大致可分为2种：起泡沫的和不起泡沫的。起泡沫的沐浴产品清洁力度较强，适合夏季或小宝出汗多的情况。不起泡沫的一般是一些含中药成分或者植物萃取成分的液体产品，可以稀释后用于泡澡，小宝泡完澡后，可以不用清水冲洗，直接擦干即可。不管哪一种类型的沐浴产品，**我们都建议宝妈选择pH值与小宝皮肤pH值相近的，以避免对小宝皮肤造成刺激。小宝皮肤pH值约为5.5，因此建议选择pH值在5.5左右（即弱酸性）的沐浴产品。**

* 选择弱酸性的婴幼儿沐浴产品

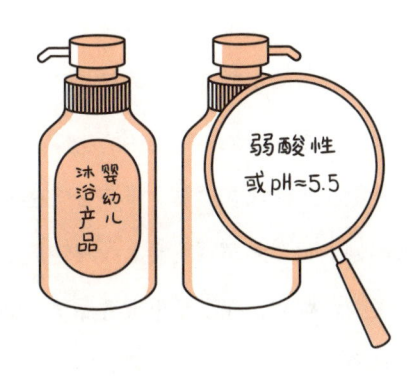

小宝洗澡时长多久合适？

建议给小宝洗澡的时长控制在5~10分钟，如果小宝特别爱泡澡和玩水，也尽量控制在30分钟以内，能洗去皮肤表面的汗垢油污，同时让身体表面吸收足够的水分即可。洗澡的时间不宜过长，皮肤长时间泡水，角质层吸水过多会导致皮肤发白、发皱，甚至出现脱皮的情况，这就像我们成人长时间游泳后，手上的皮肤像泡发了一样，医学上称这种情况为"浸渍"，这时候皮肤的抵抗力会下降，容易出现湿疹。

皮疹伴有破溃时该如何洗澡？

之前我们曾讲过，如果小宝湿疹部位伴有破溃渗出，皮损部位接触到水或者润肤霜（乳），可能会出现杀疼，这是因为破溃处的神经外露，外露的神经受到刺激后，会产生疼痛感。皮疹破溃渗出时，宝妈就不要给小宝泡澡了，不然小宝的伤口泡在水里，会持续杀疼，小宝容易哭闹不止，而且渗出液会污染澡盆里的水，增加交叉感染的风险。这种情况下，我们建议宝妈给小宝快速淋浴：可以用不起泡沫的沐浴产品，兑水稀释后给小宝淋浴，或是将起泡沫的沐浴产品打起泡沫后，把泡沫涂抹在小宝身上，然后用清水冲掉。快速淋浴后，宝妈要遵医嘱及时地给小宝用药和润肤，通常3天左右，小宝的伤口就会恢复许多，再接触水时，疼痛感就会大大减轻甚至消失。**宝妈一定不要因为小宝喊疼或者哭闹，就不给小宝洗澡了，破溃处如果不清洁，渗出液和残留物会影响药膏的吸收，同时也容易继发细菌、病毒、真菌等感染。**

皮损部位结厚痂该如何洗澡？

如果小宝皮损部位已经结了厚厚的痂，这时候宝妈可以采取泡澡的方式给小宝洗澡。在泡澡前，宝妈可以给小宝在结痂处厚厚地涂上润肤霜（乳）或抚触油，然后用保鲜膜覆盖，闷1~2小时，帮助软化痂皮，然后泡澡。泡澡时厚痂会继续吸收水分，变软变薄，宝妈可以尝试用手轻轻拍一拍厚痂部位，有的会自行脱落。**即使厚痂没有脱落也不要用手去抠掉，在经过润肤霜（乳）或是抚触油闷、洗澡水泡之后，厚痂已经软化很多了，这个时候再给小宝涂药，药膏的吸收率也会提升很多。**

最后，还有几点宝妈需要注意：我们不建议给小宝搓澡，更不建议使用去角质的产品，过度清洁反而有可能会损害到小宝的皮肤屏障功能。此外，也不建议使用碱性特别强的香皂及含有硫黄成分的香皂（如硫黄皂）等，因为用完这类香皂后小宝的皮肤容易变得很干燥。

* 小宝清洁注意事项

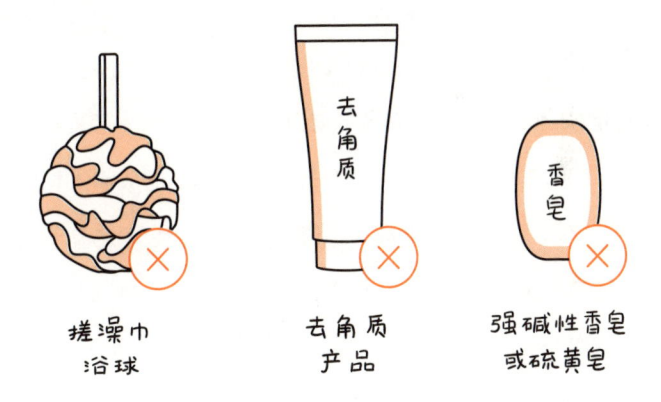

搓澡巾浴球　　去角质产品　　强碱性香皂或硫黄皂

09 – 3
小宝护肤三大法宝之凉快

小宝是宝妈的心头肉，宝妈都希望倾其所有把小宝照顾得无微不至，但有时候可能会"好心办错事"。最常见的"错事"之一就是给小宝穿太多，网络上有一句流行语——"有一种冷，叫妈妈觉得你冷"，说的就是这个情况。宝妈的出发点是好的，毕竟小宝还小，机体各项功能并不完善，宝妈自己觉得有点凉，怕小宝受凉就给小宝多穿点，也是人之常情。但实际情况是，小宝比我们成年人想象的要"抗冻"，他们正处于发育期，新陈代谢旺盛，心率也高于我们成人。小宝的心率在学龄前约为100次/分，婴幼儿时期则高达110~150次/分。不少宝妈由于担心小宝受凉，秋冬会给小宝穿很多衣服、盖厚被子，夏天哪怕家里很热也不开空调……结果就是小宝皮肤上热疹、毛囊炎不断，更严重者有可能会出现缺氧、高热、脱水、窒息等危险情况。我们在新闻中也曾看到关于"捂热综合征"的报道，其最常见的原因就是小宝穿太多、捂得太严实、周围环境温度太高。根据我的经验，大多数湿疹跟皮肤的"热"和"干"有关，在夏天，门诊中有一多半的湿疹是热出来的。

室内温度多少合适？

我们建议将室内温度控制在24~26℃，尽量保持室温恒定，避免大幅度波动。在这里要再次着重提醒宝妈，室温是室内的温度而不是指空调或暖气显示的温度。尤其在冬夏两季，宝妈要格外注意监测室温，冬天外面虽凉，但是如果屋里有暖气，室内温度不一定就低，尤其是在暖气供应较足，或者是家里铺地暖时，室温甚至有可能会达到26~30℃，家里像在夏天一样热。此时宝妈一定要及时关掉部分暖气或者地暖，隔一段时间开窗通风。在炎热的夏季，建议上午11点到下午3点尽量少带小宝外出，这个时间段的阳光辐射最强，室外温度较高。夏季家里温度高的话一定要开空调，把室内温度降到24~26℃，舒适的温度能有效降低起湿疹的可能性。

如果是新生儿，宝妈可以把家里的温度适当调高至25~27℃，因为新生儿的体温调节功能还很不完善，在这个阶段，如果出现过低体温，可能比热出皮疹的危害更大，因此，适当调高室温是必要的。

如何准确地测量室温？

宝妈最好用室温计来测量室温，不能只是"跟着感觉走"。建议把室温计放在小宝身旁不远的位置，这样测量出的温度才是小宝所处环境的真实温度，只有这个温度达到合适的范围，才是有效的温度调节。不要把温度计放在距离小宝很远的地方，更不要放在一些特殊的位置，比如空调下方或者靠近窗户的地方。

* 使用温度计来监测室温

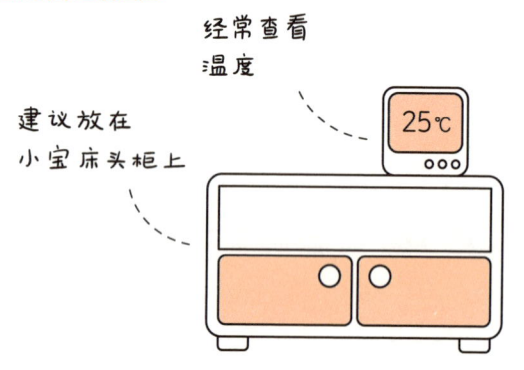

经常查看温度

建议放在小宝床头柜上

25℃

如何判断小宝热不热？

要判断小宝热不热，测量室温只是一个辅助的手段，最直接的判断方法就是看小宝身体的反应。方法很简单，**宝妈可以在小宝安静的状态下，用手摸一下小宝的额头、后脑勺、脖子、后背这些部位看看是否有出汗、发烫的情况，如果摸起来是温暖、干燥的，那家里的温度和小宝所穿的衣物就是比较适宜的**；如果摸着热热的、黏糊糊的，说明稍微有点热，需要降温或减少衣物了；如果摸起来是冰凉的，那就需要升温或添加衣物。

有的老人习惯依据小宝手脚的温度来判断冷热，如果手脚是凉的，就认为小宝冻着了，赶紧给穿袜子、穿衣服，这种方法是不科学的。首先，无论是成人还是儿童，手脚本身裸露在外，距离心脏位置较远，血液循环会弱一些，正常情况下温度会比中心体温要低。其次，小宝的体温调节能力相比成人而言要差一些，在环境改变时，手脚温度的改变也要比躯干温度的改变慢一些，比如小宝的后背有可能已经开始出汗了，但手脚的温度还是正常的，甚至有点凉。再次，当小宝感冒发烧时，手脚也有可能会发凉而非发烫，因为这个时候，身体会通过出汗来散热降温，手脚上的汗液在挥发时会带走热量，也会让小宝的手脚摸上去凉凉的。最后，如果小宝有贫血、营养不良等问题，也容易手脚发凉。所以，用手脚温度来判断小宝整体的冷热情况并不准确。如果小宝长期手脚冰凉，建议宝妈带小宝就医，找找具体原因。

夏天不开空调，只开风扇是否可以？

答案是否定的。**风扇是通过加快空气的流动来增加体表汗液的蒸发，汗液蒸发时会带走热量，从而降低体表的温度，这种降温方式适合室温不是很高的时候使用**，如果室温已经很高了，单靠汗液蒸发来降温，其效果是很有限的，例如，40℃的天气吹来了六级大风，我们只会觉得风又大又热，不会觉得凉快。另外，我们也不建议小宝出汗较多时吹风扇，否则散热过快，容易导致体温快速下降，引发感冒或头晕、头痛、肌肉酸痛等症状。

* 吹风扇为何会凉快

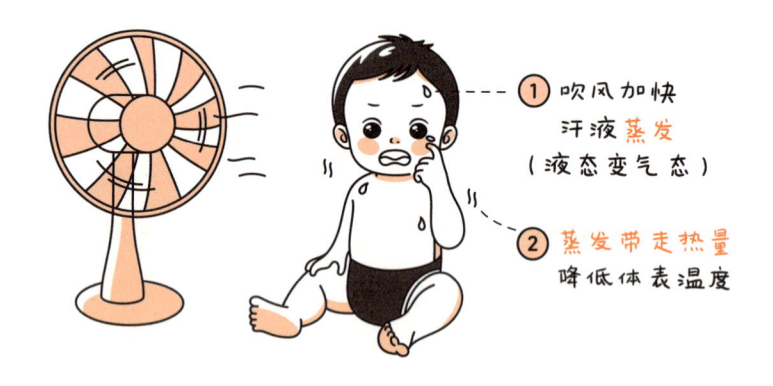

① 吹风加快汗液蒸发（液态变气态）

② 蒸发带走热量 降低体表温度

空调降温和风扇降温的原理是完全不同的，效果上也有本质的差异。空调由室内机和室外机两大部分组成，室内机和室外机之间是闭环的管路，制冷剂在里面循环，依次通过压缩机——冷凝器——膨胀阀——蒸发器。在管路里流转时，制冷剂会发生物理形态的变化（即物理中所讲的"相变"），经过室外机的冷凝器时，由气态冷凝为液态，这个过程会释放热量，所以在室外机附近我们会感觉到一阵一阵的热浪；制冷剂经过室内机的蒸发器时，则会由液态汽化为气态，这个过程会吸收热量，从而将蒸发器的温度降低，室内的空气在进入空调室内机时，接触到低温的蒸发器后，温度会下降，再次吹出来时就是我们所说的冷风了，不管体表是否有汗液，我们都会感觉凉凉的。**借助制冷剂在气态、液态之间的相变，空调将室内热量带到室外，从而降低了室内的温度。**

在门诊中我发现，不少宝妈对空调制冷的运行原理不太清楚，误以为是空调把室内的空气吹了出去，然后把室外的空气经降温处理后，吹进了屋子里。了解了空调制冷的过程，就能明白，**室内的空气其实并没有排到室外，室内机吹出来的冷空气也仍旧是室内的空气，而非室外空气。**

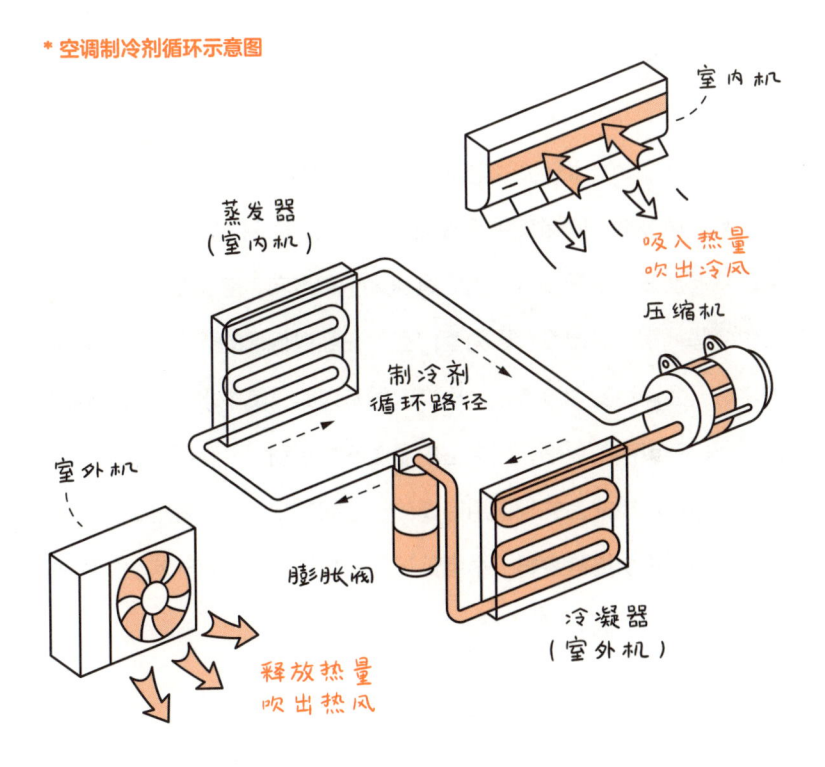

*** 空调制冷剂循环示意图**

空调降温降低的是室内空气的温度，而风扇降温只是通过汗液挥发带走热量来降低体表的温度，无法达到快速且恒定的降温效果，所以在炎热的夏季，要降低室温，还是要靠开空调。

空调开除湿模式，是否可行？

空调有不同的工作模式，有的宝妈怕制冷模式温度太低，会选择除湿模式。空调在除湿模式下，也是可以降温的，但是除湿模式更侧重降低湿度而非降低温度，如果家中湿度不大，使用除湿模式反而容易导致口干舌燥。而且除湿模式不能准确设定温度，也不能调整风速，降温速度慢，降温效果不可控、不恒定。而制冷模式重在降温，可以精准地设定目标温度，调节风速大小和方向，空调在制冷时，其实也会降低室内的湿度，因为室内空气在经过低温的蒸发器时，其中的水蒸气会遇冷变为液态水，再次吹回室内时，其中水蒸气含量会降低，所以在炎热的夏季，如果室内湿度不是特别大，我都建议宝妈将空调开启制冷模式。关于使用空调的一些细节，可以参考第二章的内容。这里要再次提醒宝妈，小宝无论是否起了湿疹，对于凉快的需求是一致的。

2个不推荐的常见行为

小宝高热时，有的老人会用"发汗"这个土办法，这是不推荐的。发热时机体需要散热，我们建议让小宝"轻装上阵"，而不是通过穿厚衣服、盖厚被子来"发汗","发汗"这种做法恰恰是南辕北辙,把该散失的热量捂在了身体里,不利于身体散热,而且小宝长时间处于闷热不透气状态很容易起热疹,严重时甚至有中暑、窒息的可能。

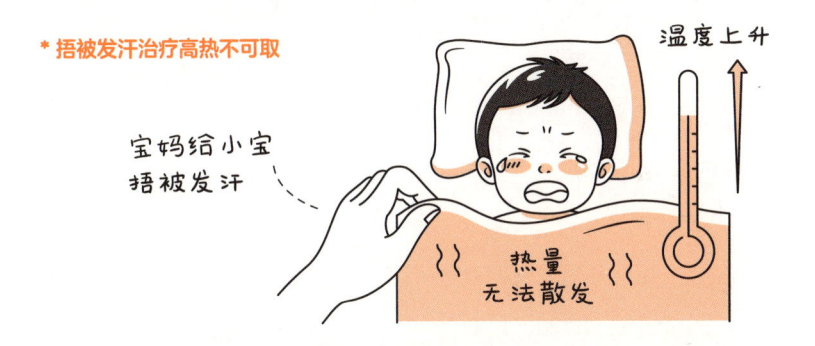

* 捂被发汗治疗高热不可取

如果在炎热的天气外出,宝妈一定要给小宝做充分的防护,如给小宝穿透气速干的衣物、戴遮阳帽或者打遮阳伞、涂防晒霜等。**如果有婴儿车,千万不要用衣服、毯子代替遮阳伞或者遮阳篷搭在小宝车上,这些东西透气性差,会影响通风散热,导致婴儿车内温度快速上升,给小宝带来安全隐患。**

要想护理好小宝的皮肤,宝妈就一定要重视小宝周围环境的温度,保持小宝身体凉爽。热会引起痱子、毛囊炎、疖子、湿疹等各种皮肤问题,这些皮疹常见于小宝的额头、前胸后背等衣物覆盖的地方,以及大腿根部、纸尿裤覆盖的区域。如果小宝四肢的皮肤都很好,但是躯干或头部有皮疹,而且小宝总爱出汗(包括头部、脖子、前胸后背及腋下等部位),那宝妈就需要考虑"热"这个因素了。

第四章

从头到脚，分部位预防与治疗湿疹和皮炎

01
为何要分部位讲解湿疹和皮炎的预防与治疗？

皮肤是人体最大的器官，总重量约占人体的16%。皮肤由表皮、真皮和皮下组织构成。表皮包括5层，由外向内依次是角质层、透明层（主要存在于手掌脚底等表皮较厚的部位）、颗粒层、棘细胞层和基底层。真皮从外向内分别是乳头层（也叫真皮浅层）和网状层（也叫真皮深层）。不少宝妈担心小宝受外伤时，会留下瘢痕。在这里也顺带说一下，如果外伤只是累及表皮层，通常是不会留下瘢痕的；如果伤及真皮乳头层，则容易留下一些浅色的瘢痕；如果伤及真皮网状层甚至更深，则留瘢痕的可能性会较大，瘢痕的颜色也会更深一些。再往下，就是皮下组织了。皮下组织中，含有脂肪组织和大量的血管、淋巴管、神经纤维及皮肤附属器（如汗腺、皮脂腺等）。皮肤承担着很多重要的"任务"，既是人体表面的第一道屏障，又具有感知外界环境（冷热刺激等）、调节体温、排泄和分泌等功能。

* **皮肤组织解剖示意图**

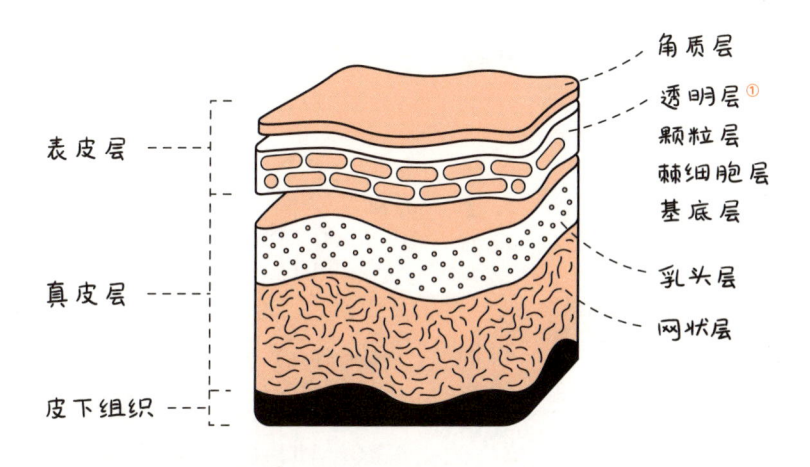

表皮层 — 角质层／透明层①／颗粒层／棘细胞层／基底层

真皮层 — 乳头层／网状层

皮下组织

① 透明层主要存在于手掌脚底等表皮较厚的部位

不同部位的皮肤面积占比

成年人的皮肤面积大概有1.5~2.0平方米，新生儿的皮肤面积为0.2~0.5平方米。从面积占比来看，头部皮肤（包括头皮、面部、颈部）面积约占全身皮肤总面积的9%，双上肢皮肤（包括肩部、上臂、肘部、前臂、腕部和手）面积约占18%，躯干皮肤（包括胸部、腹部、背部和会阴部）面积约占27%，双下肢皮肤（包括臀部、大腿、膝部、小腿、踝部和足部）面积约占46%。

人体各部位皮肤占比

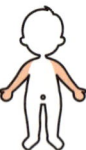

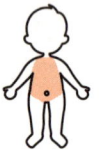

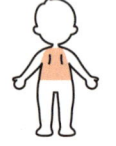

① 头部皮肤
头 1×9%
9%

头皮
面部
颈部

② 双上肢皮肤
上肢 2×9%
18%

肩部　前臂
上臂　腕部
肘部　手

③ 躯干皮肤
躯干 3×9%
27%

胸部
腹部
会阴部

背部

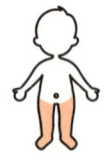

④ 双下肢皮肤
下肢 5×9%＋1%
46%

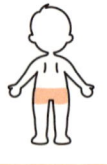

大腿　踝部
膝部　足部
小腿

臀部

不同部位的皮肤厚度不同

　　人体皮肤的厚度因人而异，通常，儿童皮肤会比成人皮肤薄，女性皮肤普遍比男性皮肤薄，年轻人皮肤则比老年人皮肤薄。即便同一个人，身体不同部位的皮肤厚度也不尽相同，身体屈侧相比伸侧要薄（比如胸部皮肤比背部要薄），眼睑、外阴、乳房等部位皮肤最薄，掌跖部位皮肤最厚。眼睑部位表皮的厚度约为0.07毫米，真皮厚度约为0.4毫米；而掌跖部位的表皮厚度可达0.8~1.2毫米，真皮厚度可达2~3毫米。皮肤厚度不同，其耐受性也不同，面部、眼睑等部位的皮肤对外界刺激比较敏感，每当有刺激出现时，它们往往最先感知并做出反应；而有的部位皮肤敏感性就差一些，能够耐受住一些轻微刺激，比较"皮实"。

除了面积和厚度这些解剖结构上的差异，皮肤的生理功能，如血液循环、汗腺分泌、皮脂腺分泌等也存在着差别，因此，不同部位的皮肤在护理和治疗上会有所差异，需要因"地"制宜，在小宝起湿疹后，宝妈在给小宝用药和护理时，不能一个方法通用全身。

这一章，我将分部位进行讲解，以方便宝妈快速地检索，更好地对照学习。除了治疗方案，本章也详细地讲解了对应部位的护理方法，对于宝妈来讲，会比较实用。不只是湿疹，一些常见的儿童皮肤疾病，比如口水疹、尿布疹、沙土皮炎、虫咬皮炎等，也会进行讲解，这些疾病在门诊中占比较高，宝妈应该多加重视。

在阅读本章内容之前，需要再次提醒大家：湿疹的治疗和小宝的日常护理不是一成不变的，且存在个体差异，因此一定要在医生的指导下用药。当湿疹轻微时，宝妈可线上咨询医生后，遵医嘱用药；湿疹严重时，一定要及时带小宝线下就诊，切勿自行用药。

湿疹虽然让宝妈很头大，但只要掌握了科学的治疗和护理方法，战胜湿疹将不再是一件难事！

02
躯干湿疹怎么办？

* 躯干（胸部、腹部和背部）湿疹

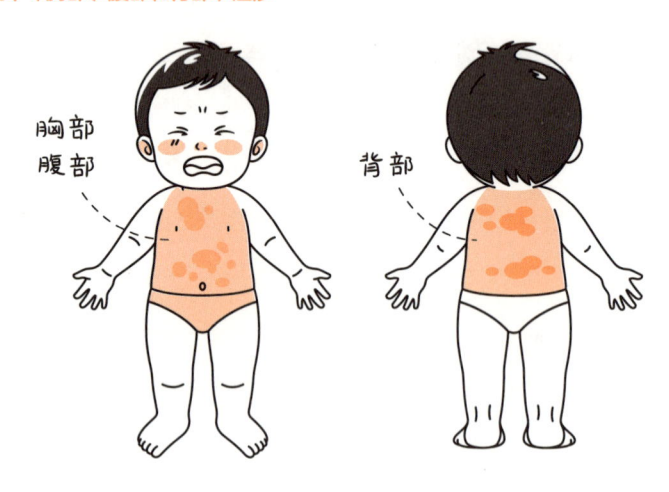

胸部
腹部

背部

躯干皮肤的特点和护理要点

本节所讲的躯干部位的皮肤，主要指胸部、腹部和背部的皮肤，会阴部皮肤的护理和起湿疹时的治疗，宝妈可参考第四章"肛周湿疹怎么办？"一节中的内容。

躯干部位距离心脏最近,血液循环快,整体温度较高,加上这些部位常年都是有衣物覆盖的,相比身体其他部位散热要慢,因此,躯干部位的皮肤护理首要的是让皮肤保持凉快。小宝所穿衣物要透气性好,以便于散热。同时,衣物厚薄要适中,不要过多、过厚也不要太少,宝妈要经常摸一摸小宝的后背,以"温暖干燥不出汗"的状态为宜,热了就适当减一减衣服,冷了就及时添衣,不要以大人自己的感受作为标准去衡量。

小宝精力充沛、活动量大,加上新陈代谢旺盛,因而很容易出汗,相比身体其他部位,躯干部位的皮肤往往是出汗最多的。尤其是在炎热的夏季,宝妈经常会发现小宝的后背湿乎乎的,此时给小宝做好躯干部位的清洁护理就格外重要。宝妈要随时留意小宝胸部、背部有无出汗的情况,如果发现小宝出汗了,宝妈需要及时给小宝擦干,当晚睡前最好给小宝洗个澡,把身体表面残留的污垢洗掉。前面我们已经讲过,夏季宝妈给小宝洗澡的频率保持在每周3次左右即可(不洗澡的时候可以用温水擦拭一下身上),宝妈可根据实际情况,适当增减次数,出汗多的小宝每晚睡前洗个澡也是可以的。**不建议洗得太频繁(比如一天洗好几次澡),以免破坏小宝的皮肤屏障功能。**

冬季气候干燥,小宝身上也会比较干燥,常见表现为身上起很多白皮儿。这个时候,做好保湿是最为重要的,这也是避免小宝起湿疹最好的预防措施。宝妈要多给小宝润肤,冬季躯干部位的保湿,我们建议使用润肤霜(霜剂),其质地更厚重,效果更好。除了做好保湿，小宝贴身的衣服仍建议以宽松的、纯棉的为主，同时要注意勤换，因为冬季往往穿得多、不透气，如果贴身衣物长期不换洗，很容易滋生细菌。小宝身上出汗时，细菌在湿热的环境下会繁殖得更快，容易造成皮肤瘙痒，还容易伴发毛囊炎等情况。此外，贴身衣物穿久了材质容易变硬，会反复摩擦小宝的皮肤，容易诱发湿疹等问题。

躯干湿疹如何用药？

当小宝躯干部位出现湿疹时，如果皮损较轻微、没有出现瘙痒症状，宝妈可以不给小宝使用激素药膏，以加强护理为主。如果皮损较重、小宝有瘙痒症状，就需要及时用上激素药膏，不同年龄段的小宝建议选用不同强弱效的激素药膏。

如果是新生儿（通常指出生28天以内的婴儿），可以选用弱效的地奈德乳膏，用法为1天2次，用5~7天；如果是1~3个月的婴儿，可以选用地奈德乳膏或是药效稍微强一点的丁酸氢化可的松乳膏，地奈德乳膏的用法为1天2次，丁酸氢化可的松乳膏的用法为1天1次，都是用5~7天。如果是3个月以上的小宝，可以选用丁酸氢化可的松乳膏或药效强一点的糠酸莫米松乳膏，用法均为1天1次，用5~7天。

治疗躯干湿疹，同一部位连续使用激素药膏的时长建议不超过2周，如有特殊情况，在医生的指导和监督下，用药时长可延长至3周或更久。

03
胳膊和腿上的湿疹怎么办？

* 胳膊和腿上起湿疹

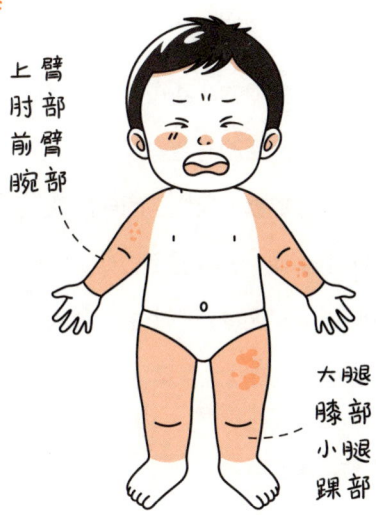

上臂
肘部
前臂
腕部

大腿
膝部
小腿
踝部

医学上我们说的四肢，包括双上肢和双下肢，其中双上肢（肩部、上臂、肘部、前臂、腕部和手）的面积约占人体总面积的18%，双下肢（臀部、大腿、膝部、小腿、踝部和足部）约占46%。四肢起湿疹的情况比较常见，这一节我们先讲一下胳膊和腿上的皮肤该如何护理，以及起湿疹时该怎么用药。肩部皮肤的护理及湿疹的治疗，请参考本章"躯干湿疹怎么办？"一节的内容；手足部位皮肤的护理及湿疹的治疗，我们将在后面的章节中展开讲解；臀部皮肤的护理及湿疹的治疗，详见本章"尿布疹（红屁屁）怎么办？"一节。

胳膊和腿上皮肤的日常护理

要点一：避免外伤，常规保湿

小宝精力充沛，胳膊和腿的活动较多、幅度较大，出现磕碰或是划伤都是常有的事儿。外出活动时宝妈尽量给小宝穿长衣长裤，进行体育运动时可佩戴相应的护具。相较于面部皮肤，不少宝妈不太重视小宝胳膊和腿部皮肤的保湿，其实这2个部位也需要常规保湿，不少小宝之所以在胳膊和腿上起湿疹，一个主要原因就是宝妈没有规律涂抹润肤霜（乳），导致小宝皮肤太干燥。

要点二：重点关注几个部位

一是肘窝（也就是胳膊窝）；二是腘窝（也就是膝盖窝），这2个部位容易出汗，宝妈需要经常给小宝擦一擦以保持干燥，否则长时间处于潮湿的状态，容易诱发湿疹；三是胖宝胳膊或腿上的缝隙处。小宝很胖时，胳膊和腿容易像莲藕一样一节一节的，很是可爱，但节与节之间的缝隙容易藏污纳垢，如清洁不及时，也容易诱发湿疹。

* **胖宝容易起湿疹的几个部位**

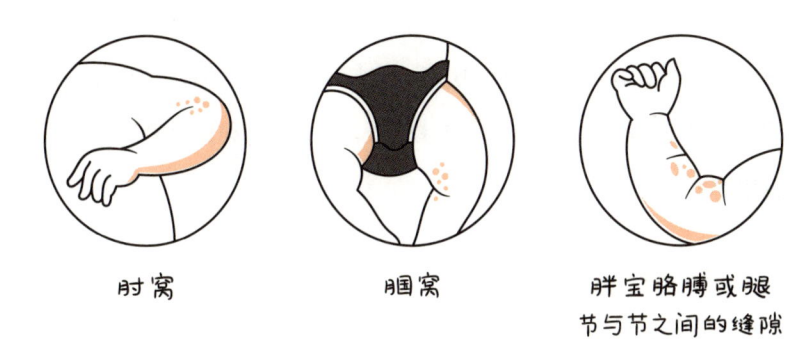

肘窝　　　　　腘窝　　　　　胖宝胳膊或腿节与节之间的缝隙

要点三：少穿紧身裤

有的宝妈会给小宝穿紧身裤，偶尔穿一穿没问题，但不建议长期穿。小宝正处于快速生长发育的阶段，紧身裤不利于腿部的血液循环，而且裤子太紧，容易摩擦皮肤，从而引发湿疹、荨麻疹等皮肤问题。小宝裤子的选择一看材质，建议选择柔软舒适、透气性良好的材质；二看板型，裤裆太靠上、太紧身的都不推荐，适当宽松、不影响活动的最好。

要点四：做好防晒

夏季炎热，小宝会穿短袖、短裤或裙子，在室外胳膊和腿直接暴露在阳光之下，强烈的紫外线容易伤害小宝的皮肤。宝妈如果带小宝出门，要尽量避开中午阳光最强烈的时段，而且一定要给小宝做好防晒，戴上防晒帽、口罩，穿上防晒服、长裤等，还可以给小宝装上防晒罩。在这里要再次提醒一下宝妈，**夏季出行，如果是推婴儿车的话，一定不要用厚毯子搭在婴儿车上来防晒，厚毯子的透气性差，小宝在车内会很闷热，身上容易热出疹子，时间长了有可能会中暑，甚至出现窒息的情况。**

胳膊和腿上起湿疹了，该如何用药？

如果小宝的胳膊和腿上起湿疹了，用药方法与躯干湿疹的用药方法一样，详见本章"躯干湿疹怎么办？"一节。

04
头皮湿疹怎么办？

* **头皮湿疹**

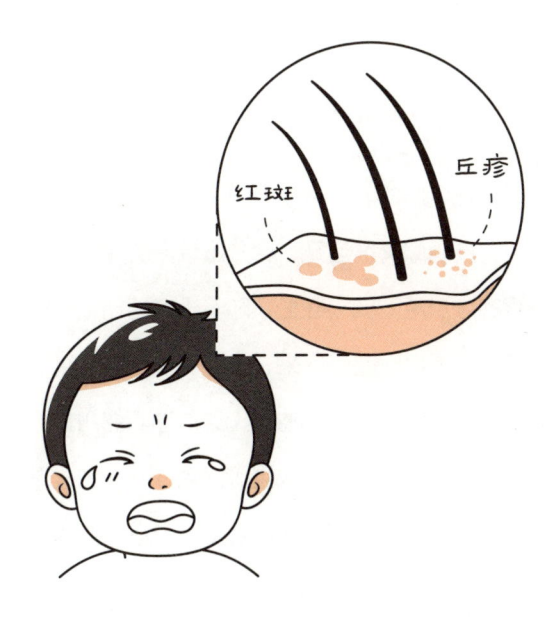

　　由于头皮上面覆盖着毛发，小宝头皮部位的湿疹通常不能被及时发现，很多宝妈都是看到小宝不停地挠头，拨开头发才发现头皮上长了不少疹子。鉴于头发的遮挡，头皮的日常护理需要更加细致，做好头皮清洁也非常关键。

头皮护理的4个常见问题

头皮部位护理的核心是做好清洁，"要不要给小宝洗头？"对于绝大多数宝妈而言，这不是一个问题，宝妈都知道小宝需要洗头，在"如何给宝宝洗头"一节当中，我们会详细地讲解该如何给小宝洗头、做好头皮清洁。这一节，我们主要聊一下头皮护理的4个常被问及、宝妈们普遍拿捏不准的问题。

问题一：头垢可以清洗吗？

答案是可以的，而且是必须常规清洗的。头皮毛囊里含有丰富的皮脂腺，皮脂腺又很活跃，会分泌较多的油脂。在婴幼儿阶段，头皮皮脂腺的分泌活动就很旺盛，随着小宝活动量慢慢增加，头皮出汗也不断增加，所以一整天下来，小宝的头皮经常是油乎乎、湿乎乎的。如果长时间不清洁头皮的油脂，这些油脂会和其他的头皮分泌物、脱落的皮屑，以及空气中的灰尘等混合在一起结成厚痂，厚痂附着在毛囊和皮肤上，容易引起头皮的炎症。所以宝妈需要给小宝规律地清洗头发和头皮，防止厚痂的形成。

如果已经形成厚痂了，一定不要硬抠，否则容易造成皮肤损害，宝妈可先将润肤霜（乳）或抚触油涂于厚痂处，闷1～2小时，等痂皮变软后再轻轻洗掉。 痂皮在吸水吸油后会变软，洗头的时候通常轻轻一洗就下来了。如果不能一次性完全洗掉，宝妈也不用着急，下一次洗头前可重复闷痂的步骤，直到洗净所有的痂皮。只要宝妈温柔、仔细一点，厚痂是可以被完全洗干净的。

问题二：囟门上的头垢也可以洗掉吗？

答案是可以的。不少宝妈不敢触碰小宝的囟门，有的是因为一些传言，比如说"碰了囟门小宝就会变哑"；还有的是因为感觉囟门软软的，像"心脏"一样还在跳动，觉得无从下手。

囟门这个部位比较脆弱，但还不至于碰都不能碰，更不至于"碰了就会变哑"。囟门分为前囟门和后囟门，后囟门在小宝出生时或者出生后的2~4个月的时候会闭合，而前囟门往往是在1岁~1岁半的时候闭合。平时宝妈要注意，**要避免小宝的囟门碰撞到坚硬的物品，否则容易造成颅内损伤，影响小宝的健康和智力发育。但是轻轻地触摸囟门部位是不会造成这种损伤的，宝妈不要过分担心。**囟门处也需要常规清洁，只要确保动作轻柔、不要直接用水龙头冲洗即可，要是掌握不好力度，宝妈可以配合使用硅胶刷头进行清洁。

在门诊中，我经常会看到一些小宝的囟门处结着厚厚的痂，时间久了，可能会诱发囟门处的皮疹问题，到时候处理起来会更麻烦。

问题三：头垢洗掉又长怎么办？

有的宝妈会问，头皮或囟门的结痂洗掉后又长怎么办？其实很简单，又长了痂就接着再洗，保持清洁就可以了。每个小宝的体质不同，有的油脂分泌旺盛一些，再加上外出活动多、外界的灰尘等沉积在头皮上，反复出现结痂也很正常。有新长出来的结痂，宝妈继续按照先闷后洗的方式来处理就可以。新出现的结痂通常比较软，更好清洗掉。如果总是反复大量地结痂，宝妈需要看看小宝的头皮上是否有湿疹、渗液，洗发水和洗头的频率是否合适等。

问题四：头皮部位需要常规涂抹润肤霜（乳）吗？

如上所述，头皮部位爱分泌油脂，所以不同于躯干的皮肤，在正常情况下头皮是不需要常规涂抹润肤霜（乳）保湿的。

但如果洗完头，头皮出现很多白色的、干燥的鳞屑，就说明头皮干燥，需要保湿，此时宝妈可以在这些起白皮儿的部位薄涂润肤霜（乳）。注意是薄涂，厚涂的话，容易堵塞毛孔引起毛囊炎。涂抹时，宝妈要避免润肤霜（乳）粘在头发上，否则润肤霜（乳）中的水分挥发后，润肤霜（乳）容易结块，跟头发凝在一起，不仅影响美观，给小宝梳头发时还容易扯到发根。此外，还可以适当拉长给小宝洗头的间隔，比如以往是2天洗1次，改为3天洗1次，同时观察小宝头皮上起白皮儿的情况是否好转。

* 小宝头皮起干燥的"白皮儿"

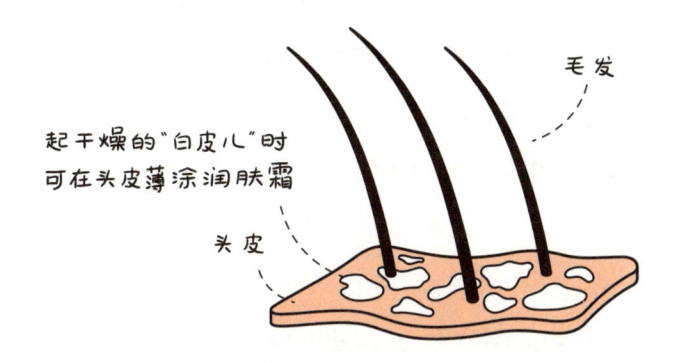

毛发

起干燥的"白皮儿"时
可在头皮薄涂润肤霜

头皮

头皮起湿疹该如何用药？

头皮起湿疹时，拨开头发可以看到头皮上有红斑、丘疹、渗出等皮损，通常皮损处会伴有瘙痒，小宝也会经常挠头。当头皮出现湿疹并伴有瘙痒症状时，宝妈可以给小宝使用激素药膏。头皮用药可参考本章"躯干湿疹怎么办？"一节中的用药方法。头皮部位马拉色菌（属真菌）较多，湿疹易合并真菌感染，此时，可混合抗真菌药膏一起薄涂患处。**在用药膏时，宝妈要注意，一定要拨开头发，把药膏薄涂在头皮上，不能简单地连带着头发一起涂抹药膏，不然药膏会粘到头发上，药膏中的水分挥发后，药膏会结块，跟头发凝在一起，影响美观的同时也影响宝妈给小宝梳头发。此外，药膏没有接触到头皮有炎症的地方，也达不到治疗的效果。**

如果药膏操作起来实在不方便，我们可以换成含有激素成分的药水，如曲安奈德搽剂或哈西奈德溶液等（具体用药请遵医嘱），涂药时用棉签蘸着药水涂到头皮上，这样就能很好地避免药膏粘到头发上结块的情况，而且对于头发长的小宝来说肤感更清爽。当头皮湿疹伴有轻度破溃时，也可以用碘伏来替代抗生素药膏，碘伏是液体的，更方便、肤感也更好，一般不建议使用酒精处理破溃处，酒精刺激性较强，皮肤会杀疼，而碘伏相对比较温和。通常，对于发量多、头发长的小宝来说，在头皮涂抹药水比涂抹药膏更合适。

没有湿疹小宝还是爱挠头怎么办？

小宝如果经常性挠头，宝妈首先需要仔细检查小宝头皮的情况，看看是否有皮疹（可表现为红斑、丘疹、渗液、结痂等）。但我也遇到过一些宝妈反映，小宝每天挠得很厉害，但仔细检查并没有找到皮疹。这是怎么回事呢？

其实，这种情况也比较常见。宝妈首先要看下小宝头皮干不干净、清洁的是否到位。如果洗头频次太低（比如1周1次）或者没有用洗发水洗头，往往会导致头皮洗不干净，头皮上面有灰尘、头垢等残留，则很容易导致头皮瘙痒。此外，小宝精力充沛、活动量大，往往比较容易出汗，而头皮是出汗散热的一个重要部位。头皮出汗后，汗液会刺激头部皮肤产生瘙痒感，小宝就会忍不住去抓挠。这种情况下，宝妈要及时给小宝擦干头皮汗水，让小宝适当减少活动量，同时把室内温度调节到适宜状态。

如果凉快和清洁都做好了，小宝还是挠得厉害，那宝妈需要看看小宝在挠头皮的同时，是否还会抓挠其他的部位，比如耳朵、眼睛、脸蛋等。对于一些小宝而言，抓挠有可能是他的一些习惯性动作，小手一伸碰到哪儿就抓哪儿了。尤其在犯困的时候或者是刚睡醒的时候爱挠头、揉眼、抓耳朵。如果抓挠得不厉害，宝妈可以暂且观察。如果抓挠得很厉害，有的甚至有抓痕、血印儿了，那建议宝妈带小宝就诊寻求医生的指导。

当然，还有一种特殊情况，除了挠头皮之外，小宝还会挠身上其他部位，其他部位的皮肤在挠之前看似正常，但挠完以后瘙痒部位会出现白色或红色的风团，风团在数分钟或数小时后会自行消退，这种情况通常是由另一种过敏性皮肤疾病荨麻疹引起的，我们将在第六章予以讨论。

专栏 01
如何给小宝洗头？

小宝头皮上有油乎乎的黄色物质，抑或是头皮上白皮儿较多，这些情况都有可能是洗头不到位导致的。其实小宝洗头和成人洗头的步骤基本是一致的，但有的宝妈在给小宝洗头时，有些细节和特殊情况不知道该如何处理，下面我们来看看该如何给小宝洗头。

要用起泡沫的洗发水，不能只用清水

不少宝妈习惯在小宝洗澡的时候，用清水顺带给小宝洗一洗头，这个做法是不对的。**头皮上有很多毛囊，毛囊里的皮脂腺会分泌油脂滋润、保护头皮和头发**，短时间内这些油脂对头皮是有好处的，但长时间不清洁的话，油脂越来越多，会和其他的头皮分泌物、脱落的皮屑及空气中的灰尘等混合在一起结成厚痂，厚痂附着在毛囊和皮肤上，容易引起头皮的炎症。

我们洗头就是为了去除头皮和头发上多余的油脂和灰尘等脏东西，以保持健康、清洁的头皮环境。

那为什么建议要用起泡沫的洗发水呢？依据就是化学中的"相似相溶"原理，即溶质能溶于结构相似的溶剂，而不能溶于结构不相似的溶剂，比如油脂能溶于油，但不能溶于水。所以说想单纯用清水把头皮上的油脂洗掉是很难的，就好比洗碗时只用清水是很难洗掉上面的油渍的，洗完后用手摸着还是感觉碗油乎乎的。当然，如果用50℃及以上的热水洗餐具的话，油渍会洗得相对干净一些，但是手部能接受的温度是40℃左右，所以洗碗时我们通常需要使用化学助剂，也就是洗洁精。

给小宝洗头也是同样的道理，头皮和头发上的油脂，用清水很难洗掉，又不可能使用50℃以上的热水给小宝洗头，这个时候就需要借助洗发水。

洗发水所起泡沫的主要成分是表面活性剂，表面活性剂一端是亲油基，一端是亲水基，亲油基容易与脂类结合，亲水基容易与水分子结合。**在洗头时使用洗发水，亲油基与头皮和头发上的油脂结合，油脂分子就会被表面活性剂围绕起来，而它的外围则是大量的亲水基，当我们用清水冲洗的时候，这些亲水基会与水结合、被清水"拽走"，从而把油脂分子也一起带走，这就是洗发水洗头的大致原理。**

其实小宝洗头跟成人洗头是一样的，宝妈不妨自己试试只用清水洗头，洗完后是什么感受。我曾尝试过，洗完后头皮、头发还是油乎乎的，甚至感觉更痒了，还不如不洗。

泡沫洗发水清洁原理

水分子 Ⓦ　油脂分子 -- ●

① 泡沫洗发水富含表面活性剂

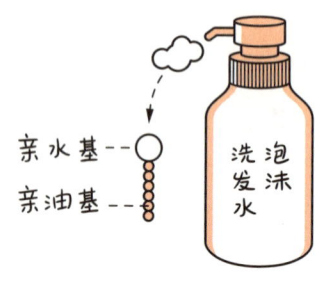

亲水基 -- ○
亲油基 -- ●●●●●

② 亲油基与油脂分子结合
亲水基与水分子结合

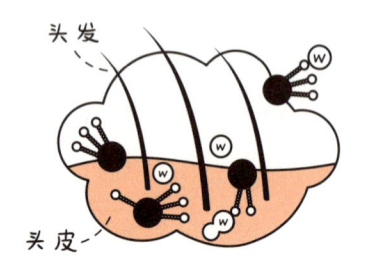

头发
头皮

③ 轻轻揉搓按摩把油脂拽动

油脂脱离头发、头皮

④ 清水轻松冲走油脂、灰尘

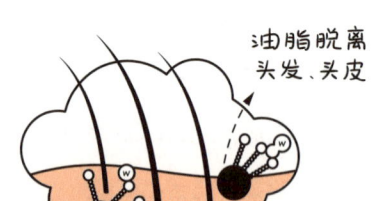

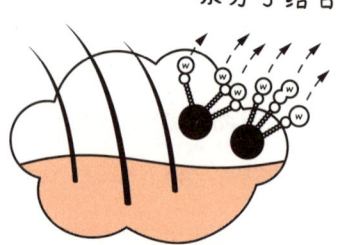

亲水基与水分子结合

洗头，重点是洗头皮

很多宝妈对洗头有误解，觉得洗头就是洗头发，所以只是用手掌来回揉搓头发，这其实是不对的。**洗头虽然也洗头发，但最主要的是清洁头皮，头皮相当于是头发的种子和基地，有大量的角质形成细胞，随时都进行着新陈代谢，容易受到外界刺激出现炎症，因此清洁头皮更重要。**

洗头皮时不能只用手掌揉搓，而是要用手指肚或是指甲轻轻抠洗头皮，因此建议宝妈别留太长的指甲，并且清洗时动作要轻柔一点。如果宝妈留了长指甲或者掌握不好力度，可以给小宝买一个专门洗头的硅胶小刷子，刷头是软的，用起来也比较方便和安心。

头皮的"白皮儿"怎么处理？

门诊中经常有宝妈询问，小宝头上为什么会有一些"白皮儿"？

其实宝妈所说的"白皮儿"，也就是我们常说的"头皮屑"，头皮屑是头皮表皮细胞新陈代谢的产物。表皮的基底层细胞通过增殖分化产生新的细胞，新生细胞逐渐成熟，会从基底层推移到角质层。角质层由完全角化的死细胞构成，最外层的角质细胞会不断脱落，这一代谢周期（也是基底层新生细胞的成熟过程）正常是28天，其间自然脱落的角质细胞即为头皮屑。这种情况下所产生的头皮屑是单细胞脱落形成的，所以非常微小，肉眼看不出来。

当头皮出现炎症时，往往会导致上述代谢过程加速，一些未成熟的细胞会提前脱落，脱落的细胞会堆积成团、成片，此时所形成的头皮屑是片状的、肉眼可以看到的。如果头皮屑量较少，则宝妈不用太过担心，给小宝规律洗头并留意头皮情况即可。如果头皮屑较多、皮屑片较大，则说明小宝头皮的炎症较重，需要予以重视。导致头皮出现炎症的情况比较多，门诊中常见的有如下三种情况。

第一种情况：过度清洗导致头皮太过干燥

小宝的头皮整体看上去比较干燥，除了头皮屑之外，头皮上往往比较干净，没有别的东西。这种情况通常是因为洗头频率太高、洗发水的清洁力度过大或者洗发水的用量过多。宝妈可以尝试拉长给小宝洗头的间隔，减少洗头的次数，让头皮分泌的油脂在头皮上多滋润一段时间，比如以往 2 天洗 1 次头，减至 3 天甚至是 4 天洗 1 次。此外，宝妈可以尝试更换清洁力度弱一点的洗发水或者减少每次洗头时使用的洗发水用量。做出改变后，宝妈要观察小宝头皮屑情况是否有好转，并适当进行调整。每次给小宝洗完头、擦干头发后，宝妈可在头皮出现头皮屑的地方局部薄涂少量润肤霜（乳），记住要薄涂、少量即可，不要沾到小宝头发上。

第二种情况：头皮油脂分泌过多但清洁不到位

小宝头皮整体看上去显得油乎乎的，头皮屑也是油乎乎的感觉。

除了头皮屑之外，头皮上有时候会有一些灰尘、头垢等。这种情况通常是因为清洁不到位所致。宝妈可以缩短洗头的间隔，增加洗头的次数，让头皮分泌的过多油脂能及时被洗掉，比如以往4天洗1次头，增加至3天甚至是2天洗1次。此外，宝妈还可以尝试更换清洁力度强一点的洗发水或者增加每次洗头时使用的洗发水用量。同样，宝妈要观察小宝头皮屑情况是否有好转，并适当进行调整。

第三种情况：患有一些常见的头皮疾病

小宝的头皮可能患有一些常见的头皮疾病，比如头皮湿疹、脂溢性皮炎、头皮银屑病、头癣等，除了头皮屑之外，小宝头皮上往往会出现红斑、丘疹、丘疱疹、渗出、结痂等皮损，且有可能伴有瘙痒的症状，此时，建议宝妈带小宝就诊寻求医生的帮助，光靠在家护理效果并不理想。

05
面部湿疹怎么办？

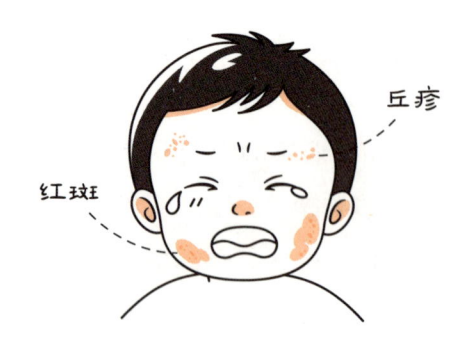

* 面部湿疹

丘疹

红斑

面部皮肤的特点

小宝面部皮肤的状态直接影响到颜值，宝妈都会格外重视。面部皮肤比较薄嫩，总是暴露在外，每天都要经受风吹日晒，挑战可谓无处不在：夏季炎热、潮湿，紫外线强烈；秋冬季，空气异常干燥、寒风凛冽；小宝吃奶、吃饭时，口水、奶渍、食物残渣等都容易接触到面部皮肤，对皮肤产生刺激；小宝洗脸后如果不及时涂抹润肤霜（乳），脸蛋儿很容易皲裂……总而言之，小宝面部皮肤护理的难度比其他部位要大很多。

面部起湿疹时还能洗脸吗?

小宝面部起湿疹的时候,宝妈可以用手撩着清水或是用棉柔巾蘸着清水给小宝洗脸,早晚各洗一次。尽量确保动作轻柔,不对小宝面部湿疹造成刺激。我们在"小宝护肤三大法宝之清洁"一节中提到过,**如果湿疹伴有破溃,破溃部位在接触到水时,小宝难免会因为杀疼而哭闹,对此宝妈要有充分的心理准备。**宝妈可以尝试用玩具分散一下小宝的注意力,因为面部的不适感,容易让小宝对洗脸产生抵触心理。一般在用药2~3天后,破溃部位会逐渐愈合,再次接触到水时,杀疼感会大大减弱甚至消失。

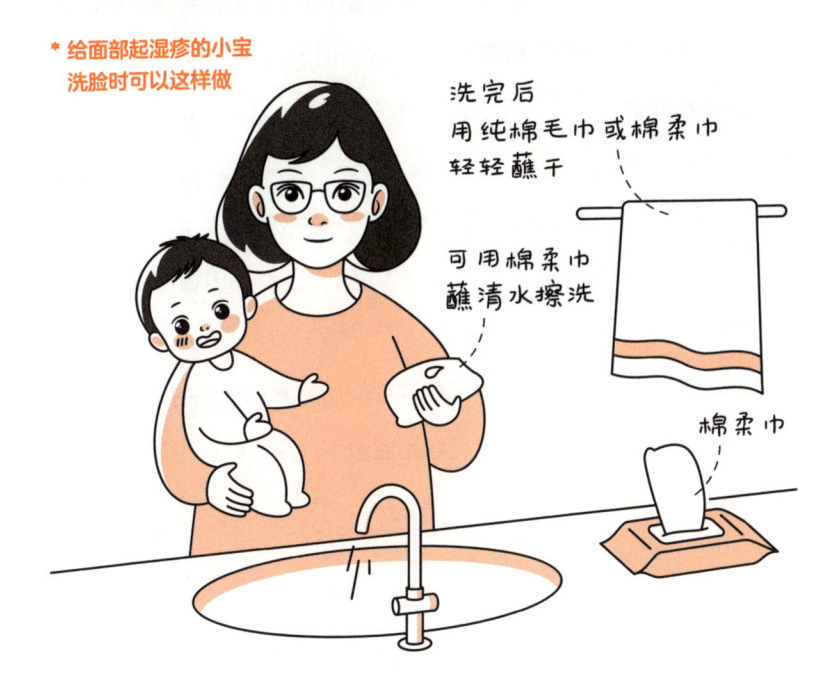

* 给面部起湿疹的小宝洗脸时可以这样做

洗完后用纯棉毛巾或棉柔巾轻轻蘸干

可用棉柔巾蘸清水擦洗

棉柔巾

洗完脸以后，可以用干净的婴幼儿专用纯棉毛巾或是棉柔巾轻轻地给小宝蘸干脸上的水分，然后及时涂抹药膏和润肤霜（乳）。

面部湿疹如何用药？

如果皮损较轻微，小宝没有瘙痒症状，宝妈可以不给小宝用激素药膏，以加强护理为主。

如果皮损略重、有瘙痒症状，则需要使用激素药膏。面部皮肤薄嫩，因此建议选用相对弱效一点的激素药膏，如地奈德乳膏或是丁酸氢化可的松乳膏。如果是3个月以内的婴幼儿，可以选用地奈德乳膏，用法为1天2次，用5~7天；如果是3个月以上的小宝，可以选用丁酸氢化可的松乳膏，用法为1天1次，用5~7天。

当湿疹症状较重时，可以选用稍强效一点的激素药膏，如果是新生儿，可以选用地奈德乳膏，用法为1天2次，用5~7天；如果是1~3个月的婴幼儿，可以选用丁酸氢化可的松乳膏，用法为1天1次，用5~7天；如果是3个月以上的小宝，建议选用糠酸莫米松乳膏，用法为1天1次，用5~7天。

治疗面部湿疹，建议同一部位连续使用激素药膏的时长不超过1周，如有特殊情况，在医生的指导和监督下，用药时长可延长至2周或更久。

专栏 02

如何给小宝进行面部清洁？

脸蛋儿是一个人的"门面"，要打理好自己的"门面"，首要的工作就是做好面部的清洁。相较于成人，小宝面部皮肤更加薄嫩，在给小宝清洁面部时，宝妈需要注意哪些细节呢？

洗脸的次数和注意事项

我们建议小宝洗脸的频率是每天2次，即早晚各1次，这和我们成人没有太多区别。小宝脸蛋儿的皮肤很薄嫩，清洗时宝妈的动作一定要轻柔，尽量避免在皮肤上来回摩擦。有一些特殊的情况，可以给小宝临时增加洗脸的次数，比如小宝吃奶、吃饭吃得满脸都是奶渍或食物残渣，或是小宝疯闹得厉害、出汗特别多。正常情况下，我们不建议频繁地给小宝洗脸，每天2次就足够保持面部的清洁了。

在给小宝洗脸之前，宝妈需要先用香皂或洗手液把自己的双手洗干净。 在这里要提醒一下宝妈，如果带娃的同时，还要做家务，那宝妈最好多准备几副橡胶手套或一次性手套，这样既能保护自己的双手，同时也能间接地保护小宝的皮肤。尤其是在切完蒜（含有大蒜素）、辣椒（含有辣椒碱）等辛辣刺激的食材后，如果手部清洗不彻底，宝妈在给小宝洗脸的时候，手上的大蒜素或是辣椒碱等可能会沾到小宝脸上，导致小宝脸部皮肤火辣辣的疼。如果小宝不小心将刺激性物质揉到眼睛里了，则容易导致眼睛红肿、刺痛、流泪不止，会更加难受。

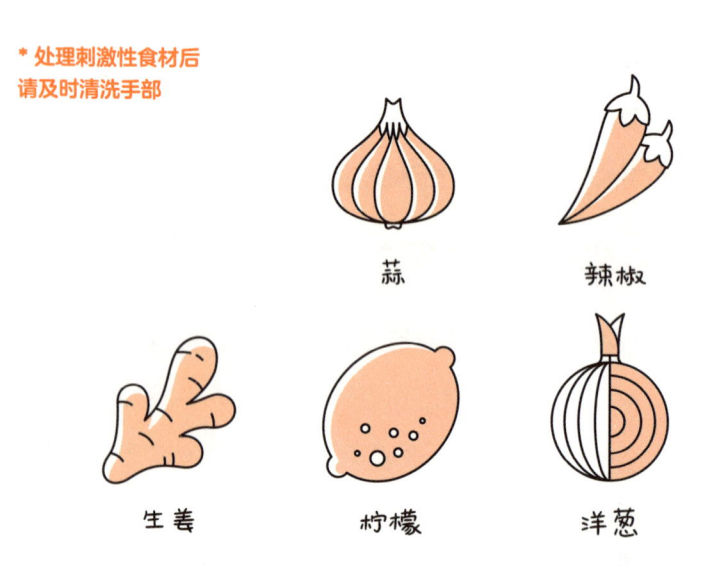

* 处理刺激性食材后请及时清洗手部

蒜　　辣椒

生姜　　柠檬　　洋葱

给小宝洗脸时，不要用凉水，最好用温水，水温在38~40℃比较适宜。如果是小婴儿，宝妈需要用一只手托住小宝的头颈部，避免小宝头部晃动，宝妈可用棉柔巾沾着温水给小宝擦洗。大一些的小宝，宝妈也可以直接用手撩着水洗，或教他们自己洗脸，宝妈在旁指导和监督，洗完后再擦干。

小宝能用洗面奶吗？

6岁以下的小宝，在正常皮肤状态下，用清水洗脸就行，平时洗头、洗澡的时候如果有泡沫，也可以顺带用泡沫洗一下脸，不需要专门用洗面奶。

6岁以上的小宝日常活动增加，出汗也多，可以常规使用洗面奶洗脸。建议选择温和、无刺激、不起泡沫的洗面奶，早晚各1次。

当然，年龄不是唯一的参考标准，也需要根据小宝皮肤的状态来判断，如果出油、出汗多，也可以提前使用。另外，从6岁起，宝妈就可以有意识地培养小宝洗脸的习惯，不然等到青春期再培养难度就会增加很多。

眼周部位该怎么清洗？

给小宝清洗眼睛周围的皮肤时，要注意方向，应该是从上往下顺着小宝闭眼的方向，小宝会本能地闭眼，如果方向搞反了，水就容易进到小宝眼睛里，引起不适。

如果小宝眼角有分泌物，建议宝妈用棉柔巾蘸着温水沿着向外、向下的方向进行清理。不建议宝妈使用棉签清理分泌物，棉签较硬，小宝又好动，万一配合不好戳到眼睛就很危险。

* 如何给小宝清理眼角分泌物

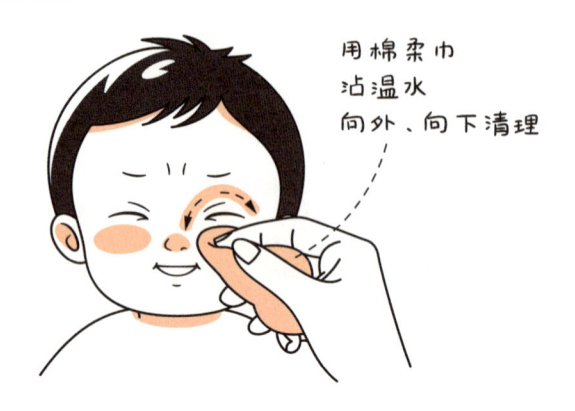

用棉柔巾
沾温水
向外、向下清理

耳朵、脖子该怎么洗？

在给小宝洗脸时，宝妈可以顺带对耳朵、脖子进行清洁。**耳朵是不少宝妈容易忽略的位置，在给小宝擦洗脸蛋儿时，可以顺带擦一擦耳郭（即耳廓）和耳后的部位。**如果耳郭部位有黄色的耳垢，宝妈可以使用棉签蘸着温水或生理盐水，从内向外轻轻地擦拭，切记不要使用成人挖耳勺。和棉签类似，成人挖耳勺很硬，容易发生危险。关于耳部的护理，在本章"耳部湿疹怎么办？"一节当中，有详细的讲解，宝妈可以自行查阅。

小宝的颈部也是需要宝妈关注的地方，尤其是对仍吃奶的婴幼儿来说，奶水容易从嘴角溢出流到脖子缝儿里。如果还是个小胖宝，平时出汗又多，颈部是很容易藏污纳垢的。宝妈在给小宝洗脸时，可以一只手托在小宝的头颈处，让脖子缝儿露出来，再用另一只手擦洗。

洗完脸后怎么擦干？

宝妈可以使用一次性棉柔巾或者是婴幼儿专用的纯棉毛巾给小宝擦脸，如果使用毛巾，宝妈需要定期对毛巾进行清洗和消毒，建议每3个月更换一次。**不要使用大人的毛巾给小宝擦脸蛋儿，大人的毛巾柔软度相对较差，而且毛巾上面可能会有细菌，这些细菌对大人可能没影响，但小宝抵抗力较弱，有可能会被感染。**尤其是当小宝脸蛋儿有皮疹或者破溃时，更要注意！此外，宝妈在给小宝擦脸蛋儿、擦口水、擦奶渍的时候，最好是按压式轻轻蘸干，切忌来回摩擦。

鼻子该怎么清洁？

如果小宝鼻腔里有分泌物，宝妈可以用棉签蘸着海盐水或生理盐水，浅浅地伸入小宝鼻腔中，顺时针旋转棉签来清理鼻腔。棉签要选择儿童专用的，不可使用成人的，成人用的棉签太粗了。鼻腔不具有耳朵裸露在外方便观察的特点，宝妈在操作的时候，可以用一个小手电（有专用的，光束聚集且光线柔和）打光，这样方便操作。

如果有鼻屎且已经干硬了，则建议宝妈先给小宝滴1~2滴海盐水或生理盐水（不建议给婴幼儿使用喷雾，可以先喷到干净的容器当中，再用滴管滴入鼻腔），过3~5分钟待鼻屎软化后，可再次尝试清理。也可以在小宝熟睡后，使用婴幼儿专用的镊子轻轻夹出干硬的鼻屎。

* **婴幼儿滴海盐水或生理盐水
建议使用滴管**

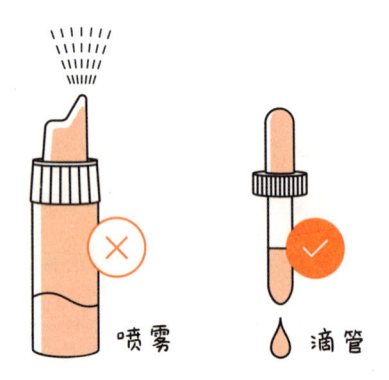

喷雾　　　滴管

如果鼻屎的位置较深，就不建议宝妈用棉签清理了，一方面，很难通过旋转的方式将鼻屎取出；另一方面，有可能会戳伤小宝的鼻腔黏膜。宝妈可以在家里备一个婴幼儿吸鼻器，在鼻屎较深时，可尝试使用吸鼻器吸出鼻屎。如果自行操作有困难，则建议宝妈带小宝去耳鼻喉科处理。

在这里要提醒宝妈的是，**小宝鼻腔内如果没有大块儿的鼻屎或者鼻屎没有影响到小宝的呼吸，则可以不清理，毕竟鼻子是比较敏感的部位，鼻腔黏膜和血管较为脆弱，鼻腔的清洁按需即可，无须每日进行。**

06
新生儿痤疮怎么办？

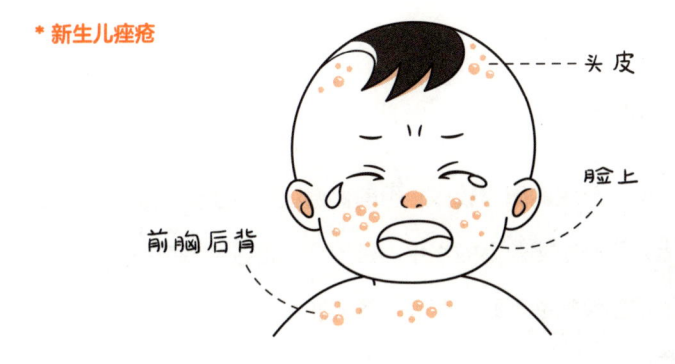

* 新生儿痤疮

头皮

脸上

前胸后背

认识新生儿痤疮

新生儿痤疮是小宝刚出生时或在新生儿期（出生~28天），在脸上、头皮上或是前胸后背出现的毛囊皮脂腺炎症，属于一种特殊类型的痤疮，主要表现为红斑、丘疹或脓疱。发病初期，皮疹主要是针尖至米粒大小的丘疹，时间久了，会出现粉刺、脓疱；到了后期，皮损部位逐渐自愈，通常不会留瘢痕。新生儿痤疮发病阶段，皮损部位容易给人一种油乎乎的感觉，小宝哭闹的时候，全脸都是红红的，不少宝妈误以为是湿疹，按照湿疹护理的方法给小宝皮损部位厚涂润肤霜（乳）保湿，结果却发现皮疹越来越多。

有的宝妈第一次听说新生儿痤疮时可能会有疑惑，痤疮不是青春期才长的吗，孩子才刚刚出生怎么会有痤疮？其实，痤疮最常见的时期有2个，第一就是大家所熟知的青春期阶段，第二就是新生儿阶段。新生儿痤疮的发病率比较高，约占新生儿总数的20%，整体来看，男婴发病率高于女婴。

新生儿痤疮的原因

新生儿痤疮产生的原因较多，目前普遍认为其主要原因是婴儿体内的雄激素处于一个比较高的水平。雄激素会促进毛囊皮脂腺分泌油脂，过多的油脂会堵塞毛孔，引起毛囊皮脂腺的炎症，从而导致皮肤出现痤疮样的皮疹。人体皮脂腺最丰富的部位就是头面部，其次是胸部和背部，所以在这些部位容易出现痤疮。婴儿雄激素水平之所以会比较高，一方面，是在妈妈怀孕期间，母体的雄激素会通过胎盘进入到胎儿体内，如果母体的雄激素分泌水平增多，则进入胎儿体内的雄激素也会相应增加，待婴儿出生后，体内的雄激素仍有可能保持在一个比较高的水平；另一方面，有的婴儿由于饮食不当或患有某些内分泌疾病等原因，自身分泌过多的雄激素，也会导致体内的雄激素处于一个比较高的水平。

新生儿痤疮产生的原因还包括遗传因素，如果父母双方或者一方患有重度痤疮，也有可能会遗传给小宝。此外，马拉色菌等微生物的感染、哺乳期宝妈喜欢吃辛辣刺激的食物，都有可能引发或加重新生儿痤疮。

新生儿痤疮与湿疹的区别

很多宝妈分不清楚哪些是痤疮哪些是湿疹，其实两类皮疹典型的症状还是很不一样的。一般来说，新生儿痤疮和湿疹可以从"发病时间""好发部位""皮疹形态""症状""治疗效果"及"预后"（指对伤病可能造成的后果的预测）6个方面进行鉴别，为了方便宝妈查看，我列表予以对比。

新生儿痤疮与湿疹的区别

项目	新生儿痤疮	湿疹
发病时间	刚出生时或新生儿期	任何阶段都可发病，通常2岁以内比较重
好发部位	头面部、胸部、背部	任何部位均可出现，通常早期以头面部、躯干为主
皮疹形态	多是一粒一粒的丘疹，近肤色或红色，严重时红色丘疹上会有小脓疱	多形性，红斑、丘疹、水疱、糜烂、鳞屑等

（续表）

项目	新生儿痤疮	湿疹
症状	一般无症状，偶有瘙痒	一般伴有瘙痒表现
治疗效果	用激素药膏治疗可止痒，但皮疹短期内不会消退	用激素药膏治疗后可止痒，一般2周内皮疹会消退
预后	一般可自行消退，大多数没有后遗症，极少数会留下瘢痕	一般规律治疗1~2周可控制，易复发，通常不留瘢痕

当然，实际情况更为复杂，临床中小宝很可能是新生儿痤疮和湿疹都有，混着长在一起的，对于非专业人士的宝妈而言，区分起来难度不小，建议寻求医生的帮助。

新生儿痤疮的护理

痤疮的特点是油脂分泌多，因此在护理上一定要注意做好清洁。新生儿皮肤很薄嫩，当小宝面部出现痤疮时，宝妈要给小宝规律洗脸，早晚各一次，用清水洗即可，宝妈一定注意动作要轻柔，别把皮疹给蹭破了。给小宝洗澡或洗头的时候，如果用的是起泡沫的沐浴露/洗发水，打出来的泡沫可以顺带给小宝洗洗脸，去油效果更好。但是，我们不建议每天都用泡沫给小宝洁面，以免过度清洁，给小宝皮肤带来伤害。

保湿方面，润肤产品是可以用的，但是要薄涂。每天使用1~2次即可，建议宝妈选用润肤乳，质地会更加清透。宝妈切记一点，**不要涂得太厚、太多，否则毛孔会被润肤乳堵塞，油脂更出不来了，会加重痤疮**。如果痤疮和湿疹同时存在，宝妈就分部位、分情况处理，起干皮儿、白皮儿的部位，可稍微多涂一点润肤乳，看着油乎乎的部位，就可以少涂甚至不涂了。

温度方面的要求基本和湿疹一致，尽量保持凉快，在新生儿阶段，室温可以稍高一点，保持在25~27℃；小宝满月后，室温可以保持在24~26℃，以小宝后背温暖干燥不出汗为宜。

*润肤乳薄涂与厚涂

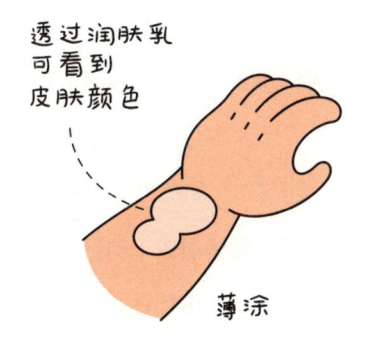

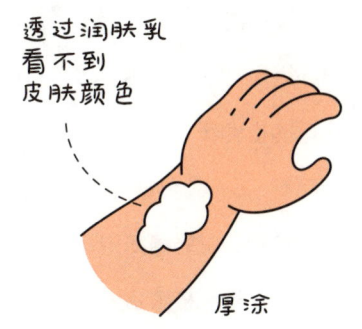

新生儿痤疮的治疗

新生儿痤疮的皮疹可以分为两大类,一类是粉刺样的皮疹,另一类是红色的丘疹、脓疱样的皮疹,我们分别来看这两类皮疹的治疗方式。

粉刺样的皮疹,通常表现为皮肤颜色或是白色的小丘疹,摸着有点硬,无瘙痒症状。宝妈可外用阿达帕林凝胶或维A酸乳膏,每晚睡前给小宝局部点涂、薄涂1次,持续使用1~2周。这两种药物有一定的刺激性,新生儿皮肤薄嫩,有时候用完皮肤会发红、刺痒,因此宝妈使用时,用量一定要少(薄涂),并且要点涂。如果拿捏不好,则不建议宝妈使用,这些粉刺样的皮疹并不会影响小宝的日常生活。

对于红色丘疹或脓疱样的皮疹,小宝易出现瘙痒症状。当出现瘙痒症状时或医生判断皮疹炎症较重时,可将抗生素药膏如莫匹罗星软膏或夫西地酸乳膏与激素药膏按照1:1的比例,先在手心混匀(每种药膏的用量都遵循"指尖单位"原则),然后薄涂于患处,如果是3个月以内的婴幼儿,激素药膏可以选用地奈德乳膏,用法为:1天2次,用5~7天;如果是3个月以上的小宝,激素药膏可以选用丁酸氢化可的松乳膏,用法为:1天1次,用5~7天。也可先单独涂上抗生素药膏,5~10分钟后再使用激素药膏。**用药的目的有2个:一是缓解瘙痒症状,减轻瘙痒对小宝生活质量(尤其是睡眠质量)的影响;二是消炎,避免皮疹进一步加重,从而降低留痘坑的可能性。**细心的宝妈可能会发现这个用药方案和小宝面部湿疹的治疗方案是类似的,确实是这样的，用这个方案，湿疹和痤疮的症状都可以得到控制。这也是为什么我们会建议宝妈不要花太多的精力去区分痤疮和湿疹，而是直接用药先控制症状。如果规律用药1周左右，小宝的皮疹没有缓解，则建议宝妈寻求医生的帮助。

新生儿痤疮的预后

新生儿痤疮通常是可以自愈的，小宝体内的雄激素会随着尿液、粪便等排出体外，正常情况下，雄激素的含量会越来越低（有内分泌疾病的小宝除外）。从起皮疹到消退，整个周期通常需要1~3个月，痤疮严重时可能恢复的时间会更久一些，大部分没有后遗症，只有极少数小宝会留有凹陷性的瘢痕，也就是我们平常所说的痘坑。

皮疹的轻重与是否遗留痘坑不是完全对应的关系，留痘坑与否在很大程度上与小宝的体质相关，我们见过很严重的新生儿痤疮在痊愈后没有留下痘坑的，也见过只有少量粉刺的新生儿痤疮在痊愈后留下了痘坑。当然炎症越重，留痘坑的可能性就越大，我们能做的就是加强护理和对症用药。在皮疹和炎症较重时，即使小宝没有明显的瘙痒症状，我们也主张外用药物以减轻炎症，目的也是降低留痘坑的风险。

如果新生儿痤疮在痊愈后确实留下了痘坑，宝妈也不要过分担心，小孩子的自愈能力是很强的，在长大的过程中痘坑会渐渐变平，长大后也可以通过一些光电手段进行修复。

07
眼周湿疹怎么办？

* 眼周湿疹

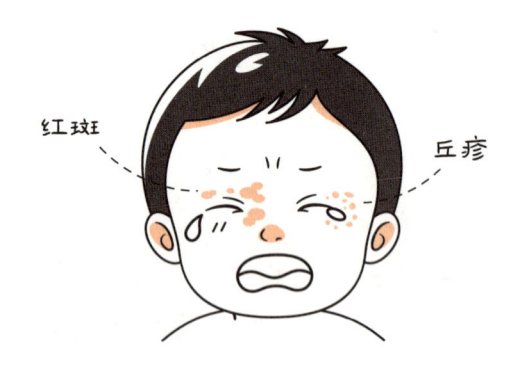

红斑　　丘疹

　　面部是全身皮肤最薄嫩的部位之一，眼周又是面部皮肤最薄嫩的部位，眼周皮肤的护理，可谓小宝皮肤护理的"重中之重"。"眼睛是心灵的窗户"，宝妈对于小宝的眼睛都是高度重视的，所以，不少宝妈在小宝眼周起湿疹的时候，就会格外谨慎用药，害怕药膏进到小宝眼睛里刺激眼睛，对小宝视力产生影响。这一节，我们就来聊一下，小宝眼周皮肤该如何护理，以及眼周起湿疹了该怎么处理。

眼周皮肤的日常护理

宝妈在给小宝洗脸时，眼周皮肤清洗的方向应该是从上往下，小宝的眼睛会比较敏感，如果清洗时不注意方向，把水弄进眼睛里了，小宝往往容易哭闹或者躲避，次数多了有可能会变得抗拒洗脸。如果小宝的眼角有分泌物，宝妈在给小宝洗脸时可以一起清洗，注意方向也应该是向外、向下擦。不建议宝妈使用棉签去清理眼角的分泌物，以免清理时小宝乱动对眼睛造成伤害。

在涂抹润肤霜（乳）时，为了避免润肤霜（乳）进到眼睛，也需要采取从上往下涂的方法。如果有润肤霜（乳）残留在眼睑上，宝妈可以用手指肚轻轻地擦掉。如果润肤霜（乳）不小心进入眼睛，宝妈也不用太担心，正规的婴幼儿润肤霜（乳）通常是没有刺激性或刺激性非常小，进入眼睛后也会随着小宝分泌的泪液一起流出来。如果小宝因为润肤霜（乳）进眼睛里而哭闹、揉眼，宝妈可以用玻璃酸钠滴眼液（俗称"人工泪液"）给小宝清洗眼睛，或者用大量的清水冲洗眼睛，清洗后注意观察小宝眼睛的情况，如果还是持续哭闹，或是出现眼球红肿的情况，就建议宝妈及时带小宝去眼科就诊。

在眼周涂抹润肤霜（乳）时，宝妈还要记得给小宝涂抹均匀。宝妈可以先将润肤霜（乳）挤到手指肚上，两手对搓均匀以后再涂抹到眼周部位，少量多次进行。这样涂抹，比直接把润肤霜（乳）抹在眼周然后再推开的效果要好，也不容易弄进小宝眼睛里。大一点的小宝如果是自己洗脸、涂润肤霜（乳），宝妈一开始要带着小宝一起做，手把手教小宝养成润肤习惯。有的小宝涂抹润肤霜（乳）时，动作比较快，尤其是调皮一点的男宝，往往只是在两个脸蛋儿上随意抹几下，眼周的皮肤有可能抹不到或者抹得很少，这时就得靠宝妈的监督和指导了。我们在门诊中，就经常见到这样的小宝，脸部其他部位皮肤很好，唯独眼周起湿疹，还伴有大量干皮儿，询问原因，就是平时小宝自己涂抹润肤霜（乳）的时候，"三下五除二"随便涂几下，大多只涂抹到了两个脸蛋儿。

除此之外，宝妈要记得及时给小宝修剪指甲，不只是剪，还要修，剪短以后，宝妈要用儿童专用的锉刀去给小宝修指甲，把不规则的地方磨圆润。小宝在犯困、睡不踏实、刚睡醒及情绪不佳时，会习惯性地揉眼睛，如果小宝指甲过长，或者指甲有棱角，都容易把眼周皮肤挠破。

眼周湿疹的治疗

当小宝眼周部位出现湿疹时，如果皮损较轻微、小宝没有瘙痒症状，宝妈可以不用激素药膏，以加强护理为主。如果有瘙痒症状，宝妈可以给小宝使用含有弱效激素成分的眼膏，如妥布霉素地塞米松眼膏，薄涂患处，1天1~2次，用4~6天。

如湿疹处伴有轻度破溃（破溃严重时请带小宝线下就诊），宝妈可以使用抗生素药膏如红霉素眼膏，与上述眼膏按照1∶1的比例，先在手心混匀，然后薄涂在破溃处，用法为1天2次，用4~6天。也可先单独涂上红霉素眼膏，5~10分钟后再使用含有激素成分的眼膏。眼膏的口径较小，不同厂家生产的尺寸也有差异，取用药膏时不遵循"指尖单位"原则，但涂抹的厚度可参考"指尖单位"原则里的薄涂。

如皮损处有少量渗出（渗出严重时请带小宝线下就诊），宝妈可用康复新液或生理盐水打湿无菌纱布（用量不要多），然后轻轻地敷在皮损部位，待渗出液吸收后（5~10分钟）再用药。宝妈操作时一定要小心仔细，避免药物进入小宝眼睛里刺激眼睛。如果宝妈没有把握，或者小宝比较好动，则建议宝妈带小宝线下就诊，请医生进行处理。

在这里宝妈要注意，**我们使用的虽然是眼膏，但并不是用在眼睛里的，而是用在眼睛周围起湿疹的皮肤上，之所以使用眼膏，是为了防止小宝不小心把药膏揉进眼睛里刺激眼睛，眼膏本身就是用在眼睛里的，所以即使被小宝揉进去了也不会刺激眼睛。**

如果家里没有含激素成分的眼膏，一时又买不到，宝妈也可以采用面部湿疹的治疗方案（用药时长缩短至4~6天），但是操作时要小心，最好在小宝睡着后少量涂抹，避免药膏被揉进眼睛里。

治疗眼周部位湿疹，建议同一部位连续使用含有激素成分的眼膏或激素药膏的时长不超过1周，如有特殊情况，在医生的指导和监督下，用药时长可适当延长。

眼睛分泌物长期过多，警惕泪道阻塞

如果小宝眼周湿疹总是反复，宝妈得找找原因，尤其需要关注一下小宝的眼睛有没有出现分泌物增多的情况。分泌物过多会刺激眼睛周围的皮肤，进而有可能引发或加重湿疹。如果小宝眼睛分泌物过多，且持续时间超过1周，则建议宝妈及时带小宝去眼科就诊，排除泪道阻塞等情况。

无皮疹还揉搓，警惕过敏性结膜炎

有不少宝妈会遇到这样的情况，在小宝眼睛周围看不见皮疹，但小宝还是会经常揉眼睛，这是怎么回事？通常有如下2种情况。

第一种是习惯性的动作。有的小宝在犯困、睡不踏实、刚睡醒及情绪不佳时，会习惯性地去揉眼睛，这种情况是不需要干预的。

第二种是小宝可能有结膜炎。眼结膜是覆盖在眼睑内面和眼球前面、眼白表面的一层透明薄膜，当有炎症时，结膜会发红或是有明显增多的红血丝，小宝眼睛会有异物感、分泌物增加。如果是过敏性结膜炎，通常还会伴有眼睛发痒的症状。这种情况下，建议宝妈带小宝到眼科就诊，寻求医生的帮助。

08
耳部湿疹怎么办？

* 耳部湿疹

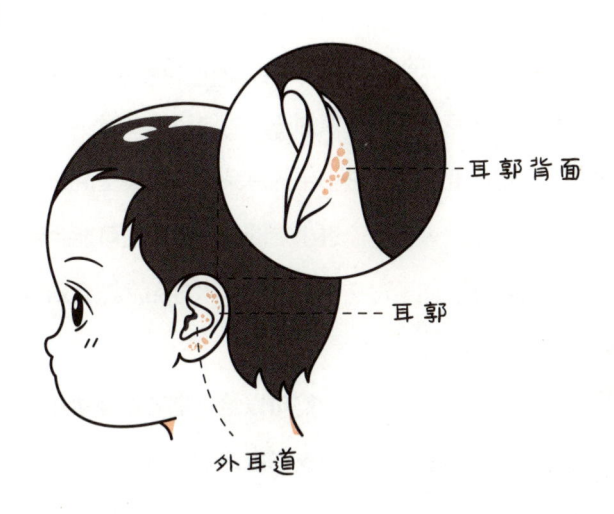

耳郭背面

耳郭

外耳道

  耳包括外耳、中耳、内耳，这一节我们所讲的"耳部湿疹"，主要是指外耳部分所起的湿疹。外耳包括耳郭和外耳道，我们平时所说的"耳朵"，多指耳郭部分。耳郭长在头的侧面，结构凹凸不平，在平时的护理中，是容易被忽略的，经常清洁不到位。此外，有的小宝喜欢朝一个方向侧着睡觉，那边的耳朵会长时间被压着，容易闷热出汗。清洁不到位和出汗多，是耳朵部位起湿疹的两个常见诱发因素。

耳部的日常清洁

在给小宝洗脸、洗头时，宝妈可以将棉柔巾用清水打湿后再拧干，然后将耳郭内外都轻轻地擦一擦，耳郭内也会有少许耵聍和灰尘，擦完后，棉柔巾上往往会看到一些淡黄色的分泌物。耳郭擦洗干净后，宝妈记得要给小宝抹上润肤霜（乳），包括耳郭内外，都要均匀地涂抹上。耳朵部位的皮肤比较娇嫩，清洁和保湿一定要及时做到位。

外耳道以保持清洁、干燥为主。平时宝妈在给小宝洗脸、洗头和洗澡时，尽量不要让水流进小宝的耳朵里，尤其是洗头和洗澡时，宝妈稍不留意，水就有可能流进小宝的外耳道，还可能会带进沐浴露或者洗发水的泡泡。如果没有及时清理，水分和泡沫会残留在外耳道，诱发湿疹甚至是感染。

为避免上述这种情况，**宝妈可以给小宝准备婴幼儿专用的防水耳贴，建议使用硅凝胶材质的，这样既能避免小宝耳部皮肤过敏，撕下来的时候小宝又不会有太明显的疼痛感。**只要宝妈将耳贴粘贴到位了，洗头洗澡时，就可以放心多了。当然，即便贴了防水耳贴，宝妈在给小宝洗头洗澡时，还是要注意，尽量不要把水浇到小宝的耳朵上。如果不慎进水了，宝妈可立即用婴幼儿专用的消毒棉签或者干净的棉柔巾轻轻蘸干耳郭和外耳道的水分，如果是大一些的小宝，可以让小宝配合着左右甩一甩头，借助离心力把外耳道的水分往外甩出。

耵聍（耳屎）要不要经常清理？

不建议宝妈频繁地清理小宝耳部耵聍（也就是俗称的"掏耳朵"）。**耵聍，即我们平时所说的"耳屎"，其实对耳部的益处很大。**耵聍的产生，是外耳道软骨部皮肤上的耵聍腺分泌了液态的耵聍到外耳道，液态的耵聍与皮肤表面脱落的死皮、空气中的灰尘等混杂在一起，会逐渐形成淡黄色的固态耵聍。耵聍有一定的杀菌作用，同时能够阻挡小飞虫进入外耳道深处。如果洗头洗澡时，不慎有少量水分进入外耳道内，干燥的耵聍也有助于吸收水分，维持外耳道干燥的环境。除此之外，耵聍还有助于保护中耳的鼓膜，对一些高分贝的声音，有一定的缓冲作用。所以，耵聍并非像有的人所认为的是"耳朵

* **耵聍的阻隔作用**

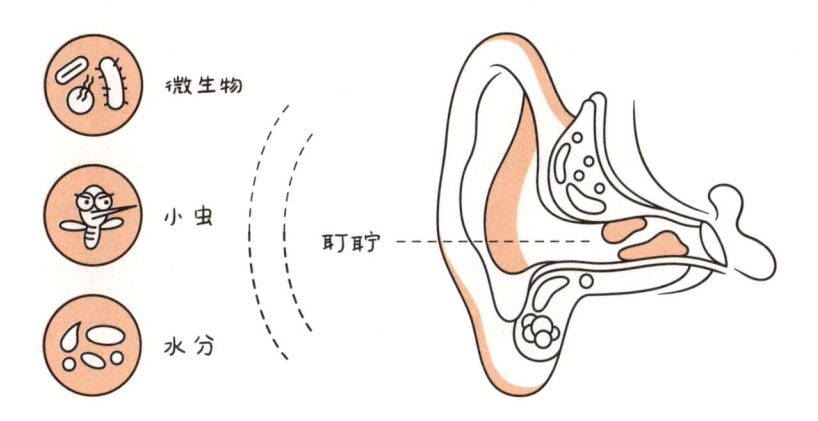

的废物"、需要及时清除,反而对耳部有着很好的保护作用。

小宝外耳道耵聍的量不多时,宝妈是可以不清理的,正常情况下,外耳道内的耵聍也有着自身的"新陈代谢",固态的耵聍会慢慢脱落,在我们说话、吃东西、运动时,这些脱落的耵聍会自动排出,并不需要特殊的人为干预。 如果量稍微有点多,宝妈可以用婴幼儿专用的消毒棉签,轻轻在外耳道转动,把耵聍带出来。如果耵聍的量多到都堵住外耳道甚至影响听力了,宝妈就别自行处理了。一方面,小宝的外耳道会比成人窄,即便使用婴幼儿专用的消毒棉签,如果操作不规范也容易伤到外耳道的皮肤,而且小宝又比较好动,掏耳朵时如果小宝突然乱动,或者有外力撞击,则有可能会伤及小宝的鼓膜;另一方面,如果宝妈操作不熟练,耵聍量很多时,有可能会把外耳道的耵聍推到耳道深处(通常耵聍是在外耳道部位产生,不会在耳道深处产生),诱发耵聍栓塞,影响小宝的听力。此时,宝妈一定不要嫌麻烦,要及时带小宝去医院就诊,请耳鼻喉科的医生进行专业处理。

在这里,要着重提醒宝妈两点。第一,不要用成人的棉签给小宝掏耳朵,也不要用成人用的挖耳勺给小宝掏耳朵,小宝外耳道皮肤比成人的要脆弱很多,成人用的棉签太大、挖耳勺太硬,都容易刺激到外耳道的皮肤。第二,不要频繁地给小宝掏耳朵,反复掏耳朵会刺激外耳道的耵聍腺,分泌更多的耵聍,也就是有的宝妈所说的"越掏越多",由此陷入一个恶性循环中,容易诱发耵聍栓塞。

耳部湿疹如何用药？

如果小宝耳郭内外或是外耳道出现了湿疹，而皮损较轻微且没有瘙痒症状，宝妈可以不用激素药膏，以加强护理为主。

当皮损略重、伴有瘙痒症状时，宝妈需要使用激素药膏。如果是3个月以内的婴幼儿，可以选用地奈德乳膏，用法为1天2次，用5~7天；如果是3个月以上的小宝，可以选用丁酸氢化可的松乳膏，用法为1天1次，用5~7天。

当湿疹症状较重时，可以选用稍强效一点的激素药膏，如果是新生儿，可以选用地奈德乳膏，用法为1天2次，用5~7天；如果是1~3个月的婴幼儿，可以选用丁酸氢化可的松乳膏，用法为1天1次，用5~7天；如果是3个月以上的小宝，建议选用糠酸莫米松乳膏，用法为1天1次，用5~7天。

治疗耳部湿疹，建议同一个部位连续使用激素药膏的时长不超过1周，如有特殊情况，在医生的指导和监督下，用药时长可延长至2周或更久。

需要注意的是，**在给外耳道湿疹用药时，宝妈需要使用婴幼儿专用的消毒棉签，操作要轻柔，要防范小宝突然扭动。此外，不要随意增加药量，宁少勿多，药膏太多会堵塞外耳道。如果外耳道湿疹的位置较深或者症状较重，不建议宝妈自行在家给小宝用药，要及时带小宝线下就诊。**

如何判断是否合并中耳炎？

小宝耳部起湿疹时，不少宝妈会担心小宝是否合并中耳炎，其实这两者很好区别。中耳炎是中耳部位的炎症，耳部会有疼痛的感觉，常伴有吞咽痛，比如小宝一吃东西、一喝奶就哭闹，感染严重时，还会出现高热、呕吐等症状。而湿疹主要以瘙痒症状为主，痒的时候小宝可能会烦躁，偶尔会哭闹，但是耳部很少会有疼痛的症状。

另外，急性或慢性化脓性中耳炎还会伴有耳道内流脓的症状，会有较为黏稠的脓性分泌物流出。湿疹是皮肤过敏反应，如果有渗出，大部分液体也是清亮透明的，有感染时也是较稀的黄色分泌物，而且就在皮疹处渗出，很少会出现从耳朵里面往外流的情况。

* **中耳炎耳部常见症状**

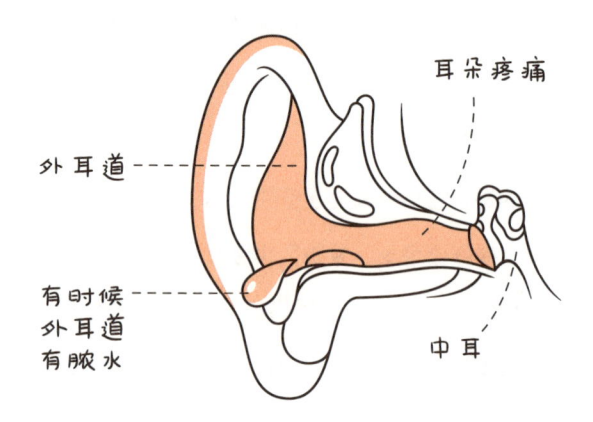

09
口水疹怎么办？

* 口水疹

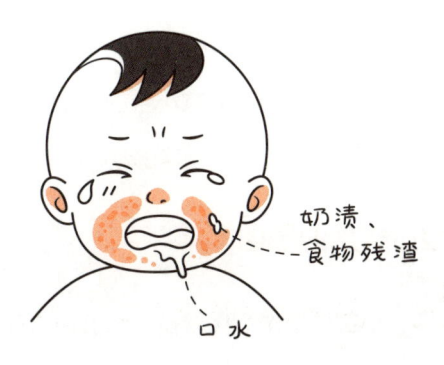

奶渍、食物残渣

口水

在讲口水疹之前，我们先来了解一类疾病：接触性皮炎。接触性皮炎是指皮肤或者黏膜因接触外界物质而引发的炎症性皮肤病，皮损处表现为红肿、丘疹、水疱、大疱，病情严重者会出现皮肤坏死等情况。接触性皮炎在日常生活中很常见，比如家庭主妇的手因为长期接触洗衣液、洗涤剂这些洗涤用品，导致手部出现接触性皮炎，再比如穿着质地较硬的衬衫，颈部被衣领反复摩擦，也会引起颈部的接触性皮炎。接触性皮炎治疗的关键，是规避刺激物，比如家庭主妇可以戴上手套；再比如更换较柔软的棉质衬衫。口水疹及后面会讲到的沙土皮炎、尿布疹（红屁屁）都属于接触性皮炎。

口水疹主要是由于口水、奶渍、食物残渣、摩擦等刺激引起的皮肤炎症。提起口水疹，很多宝妈表示苦不堪言：太影响美观，太难护理，太容易复发了！口水疹长在小宝嘴巴周围，小宝特别容易用小手去抓挠，面部皮肤又嫩，很容易就抓破了。更让宝妈头疼的是，在婴幼儿阶段小宝有"流不完"的口水，吃辅食时又不规矩，护理起来难上加难。口水疹反反复复很是影响小宝的生活质量（尤其是睡眠质量），这一节，我们就来讲一下，如何预防和治疗口水疹。

小宝起口水疹的原因

在口欲期，小宝的口水会比较多，也会因为吃小手、舔嘴等行为，在口周留下很多口水，如果不及时擦干口水，口周皮肤长时间处于潮湿的环境中，则容易引发和加重口水疹。

在口欲期的以下3个阶段，宝妈会感觉小宝的口水明显增加。第一个阶段是在小宝3个月左右时，此时唾液腺分泌旺盛，而小宝口腔浅、口腔容量小，且吞咽功能不完善，往往从这个时候起，小宝就开始"哈喇子不断"了。第二个阶段是在小宝5~6个月的时候，小宝会喜欢伸手抓东西往嘴里放，只要是触手可及的东西，都有可能会被小宝放进嘴巴里，这种"贪吃"的行为，也会增加小宝的口水量，导致嘴巴四周像水帘洞一般。第三个阶段是在小宝7~8个月开始长牙的时候，长牙期间，唾液腺分泌也很旺盛，口水分泌会多一些，出牙时小宝牙龈往往会红肿、疼痛，这种不适的痛感会影响口水的吞咽，也会加剧口水的外流。

此外，在口欲期，小宝吃母乳、吃奶粉、吃辅食时，容易在口周残留奶渍和食物残渣，如果不能及时擦掉，时间久了，也会对口周皮肤产生刺激，诱发口水疹。说到这里，有的宝妈会有疑问，不管是口水、奶渍还是食物残渣，自己都及时擦掉了，为何小宝口周还是频繁地起口水疹呢？有一种可能，那就是宝妈给小宝擦口水擦得"过头"了，反复地摩擦，也是口水疹的一个刺激因素。这跟我们成年人感冒后擤鼻涕一样，擤的次数多了，鼻部的皮肤就容易发红、不舒服，严重时会出现皮肤破溃的情况。

除了上述几个原因之外，还有一种常见的诱因，那就是有的小宝喜欢侧着睡觉，口水流出容易把褥子打湿，嘴角皮肤长时间泡在潮湿的环境中也会引起炎症。

婴幼儿口周的日常护理

怎么给小宝擦口水，也是有讲究的。第一，要给小宝使用口水巾，口水巾建议用纯棉材质的，小宝流口水时，宝妈可以随时用口水巾轻轻蘸干，不要用力来回摩擦，小宝的皮肤很娇嫩，来回擦的次数多了，很可能会诱发皮疹或者把皮肤擦破。第二，要勤换口水巾，口水巾湿了以后，容易滋生细菌，而且湿乎乎的，会对小宝口周皮肤产生刺激。当然，有的时候口水巾用完了或者没带在身边，宝妈也可以用纸巾给小宝蘸干口水，这个时候要尽量使用婴幼儿专用的云柔巾，云柔巾质感柔软，小宝用起来更舒服；成人用的纸巾通常材质会硬一些，偶尔使用还可以，但不建议长期使用。

* **纯棉湿巾的成分要求**

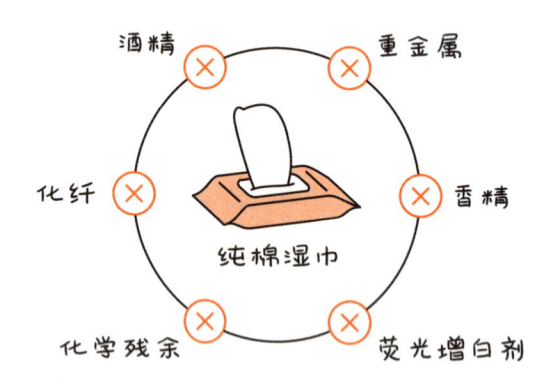

在小宝吃完奶或者辅食后，宝妈要及时给小宝擦掉口周残留的奶渍或食物残渣，避免对口周皮肤产生刺激，可以用纯棉的纱布巾蘸着温开水给小宝擦洗，也可以直接用手撩着水洗。有的宝妈习惯用湿巾擦拭，也是可以的，不过建议使用婴儿手口专用的纯棉湿巾，其材质会更柔软。纯棉湿巾通常都会在成分栏标注出来，此外，我们也可以动手去扯一扯，如果是纯棉的婴儿湿巾，成人稍微用力扯是可以扯断的。除了纯棉材质以外，还需要确保不含有酒精、重金属、香精和荧

光增白剂等化学成分，这些成分都有可能致敏，给小宝口周皮肤带来伤害。

对于习惯侧脸睡觉的小宝，建议在小宝睡觉时，宝妈时不时给小宝翻个身透透气。宝妈要多留意一下小宝嘴角的位置，如果有口水流出，要及时用干燥的口水巾或者云柔巾轻轻蘸干。此外，可以给小宝垫一个纯棉的纱布枕头，薄薄的一层，跟纯棉的纱布口水巾的厚度差不多，这种纱布枕头能够很好地吸收小宝流下来的口水。

口水疹如何用药？

口周皮肤属于面部的一部分，口水疹的用药和面部湿疹的用药是一样的，宝妈可参考本章"面部湿疹怎么办？"一节的用药方案。

如何防止药膏吃进嘴里？

很多宝妈不敢在小宝口周用药，担心小宝不小心把药膏吃进去了会中毒。宝妈其实不用太担心，大部分药膏是无毒的，具体可以参考第三章"激素药膏吃进嘴里怎么办？"这一节内容。

宝妈在给小宝口周皮肤用药时，可要注意以下2个方面，以减少药膏吃进嘴里的情况。一是在小宝睡着的时候用药，如果小宝睡觉很轻，抹药容易被弄醒，那就在临睡前使用；二是在靠近嘴唇的部位，药量可以少一点，涂得薄一点。

10
间擦疹怎么办？

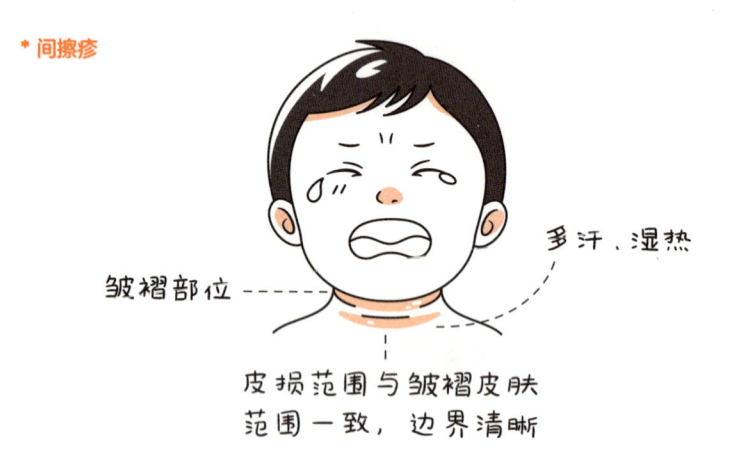

* 间擦疹

皱褶部位

多汗、湿热

皮损范围与皱褶皮肤范围一致，边界清晰

什么是间擦疹？

间擦疹又叫作间擦皮炎、擦烂红斑、摩擦红斑，是在脖子、腋下、腹股沟等皱褶部位，因为出汗、湿热、摩擦等刺激，引起的急性皮肤炎症，其中，摩擦是间擦疹的主要诱因。间擦疹多发于婴幼儿和肥胖的人群，当活动量大、出汗多时，或者天气炎热、潮湿时，更容易发生。

间擦疹发病时，皮损一开始常表现为边界分明的红斑或是暗红斑，通常伴有肿胀，如护理不当、未及时治疗，皮损会加重，继而出现丘疹、水疱；更严重者，可能会出现糜烂、渗出甚至溃疡。如果继发细菌或真菌感染，皮损部位会出现脓疱疹，闻着可能会有臭味儿，感染严重时还有可能伴有周围淋巴结的肿大。皮疹部位通常会瘙痒灼热，严重时会有痛感，小宝常常会忍不住去抓、挠、蹭，抓疼了、抓破了又会哭闹。

婴幼儿皱褶部位护理难点

婴幼儿皱褶部位比成人要多很多，尤其是小胖宝。例如，成人的上肢可能就腋下和肘窝处有皱褶，但是对于小胖宝来说，上肢往往跟藕节一样，"节"与"节"之间都是皱褶，虽然看着很可爱，但是护理起来确实增加很多难度。除了数量多之外，婴幼儿皱褶部位还有其他的一些护理难点：婴幼儿新陈代谢旺盛、爱出汗，汗液容易存留在皱褶部位；长时间穿着纸尿裤，纸尿裤会包裹住皱褶部位，导致透气性更差、环境更湿热；纸尿裤容易与皱褶部位反复摩擦，导致皮肤角质层受损；婴幼儿大小便次数多、不定时、大便容易不成形，不仅大小便容易滞留在皱褶处，大便中携带的细菌还有可能引发相应的感染。当然，除了这些客观因素之外，还有一个主观因素，那就是宝妈的意识不到位，对小宝皱褶部位的关注度不够，导致经常忘记对皱褶部位进行护理。**预防和治疗间擦疹的首要前提，就是宝妈要有足够的**

意识，对皱褶部位的护理要更加仔细和用心。

皱褶部位该如何护理？

要给小宝选择纯棉、舒适、宽松、透气的衣物，避免穿粗糙、紧身、厚重、不透气的衣物，当然也不要给小宝穿太多衣物，以免小宝出汗。

发现小宝出汗后，要及时给小宝擦干，当天最好给小宝洗个澡。洗澡时，宝妈要记得扒开皱褶部位两侧的皮肤，用手洗掉滞留的灰尘、污垢。洗完澡后，要及时擦干皱褶部位的水分，并晾一会儿，这个步骤非常关键，如果皱褶处有水分残留，因为部位的特殊性，水分会很难挥发，从而导致皱褶处环境潮湿，诱发间擦疹。

在第三章"小宝护肤三大法宝之凉快"这一节中，我们讲了保持皮肤凉快的重要性及如何操作。对于皱褶部位而言，保持凉快尤为重要。如果小宝比较胖，宝妈一定要按照之前所讲的内容，控制好家里的温度。条件允许的话，宝妈可以时不时给小宝扒开皱褶部位的皮肤，晾一晾、透透气，以保持皮肤的凉快。

很多宝妈会问"那皱褶的部位该不该用润肤霜（乳）呢？"答案是通常不需要的。**皱褶部位出汗多，长期是湿乎乎的状态，常规是不需要再涂抹润肤霜（乳）来保湿的，相反更需要做的是保持干燥。**有的宝妈在小宝皱褶部位也厚涂润肤霜（乳），这样反而有可能诱发和加重皮疹。皱褶部位清洗晾干后宝妈可以使用一些洗剂（如炉甘石洗剂）或者粉剂（如痱子粉）进行护理。女宝宝腹股沟靠近外阴部位的护理，不太建议使用粉剂，以免粉剂进入阴道口和尿道口，这个部位可以在清洁、晾干以后涂抹护臀膏来隔离大小便。

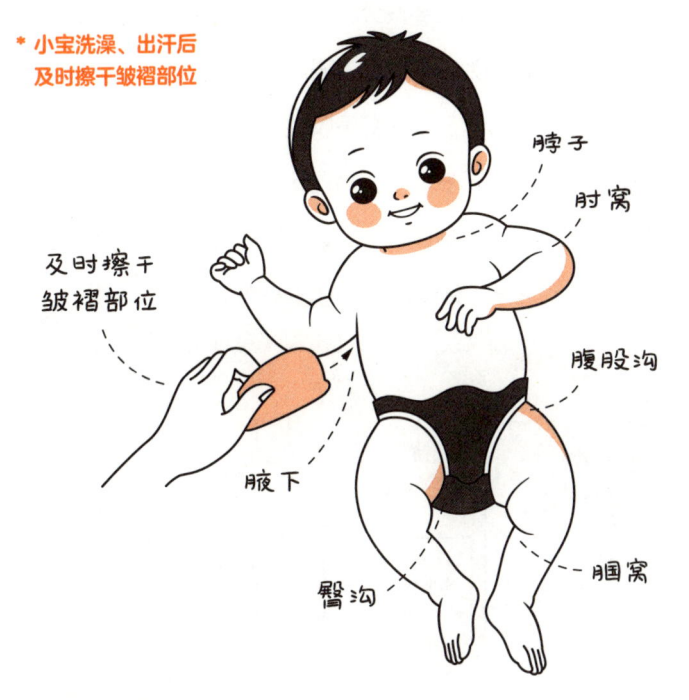

* **小宝洗澡、出汗后及时擦干皱褶部位**

（图示标注：脖子、肘窝、腹股沟、腘窝、腋下、臀沟、及时擦干皱褶部位）

间擦疹的治疗

如果是在间擦疹早期阶段，小宝的皮损仅有红斑，只要及时处理，是可以避免皮损加重的。宝妈可以给小宝涂抹炉甘石洗剂（记得使用婴幼儿专用的消毒棉签，不要用手），或者涂抹痱子粉、爽身粉，以保持局部干燥。在此期间，要尽量避免皮损处接触香皂、泡泡水,也尽量减少小宝抓挠。在使用混悬液剂型的洗剂时,宝妈记得用之前一定要摇匀洗剂,因为静置后的洗剂是分层的,上层主要是溶剂,下层才是粉剂的主要成分。有的宝妈省去了这一步,棉签蘸到的只是溶剂,没有蘸到药物的主要成分,会影响护理和治疗的效果。以炉甘石洗剂为例,其溶剂为纯化水,主要成分为炉甘石、氧化锌和甘油,其中炉甘石和氧化锌对皮肤有舒缓收敛的作用,有助于保持皮肤干燥,但炉甘石洗剂是混悬液剂型,静置状态下,有效成分炉甘石和氧化锌大部分都是沉淀在洗剂底部的,如果不摇匀,宝妈用棉签蘸到的往往只有上层的纯化水,是没有拔干的效果的。

* 炉甘石洗剂需摇匀后使用

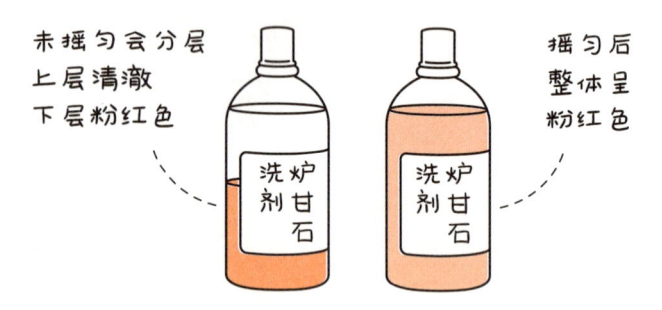

未摇匀会分层
上层清澈
下层粉红色

摇匀后
整体呈
粉红色

炉甘石洗剂

炉甘石洗剂

如小宝的皮损略重,出现了丘疹、小水疱,宝妈可以使用相对弱效的激素药膏,如地奈德乳膏或丁酸氢化可的松乳膏。如果是 3 个月以内的婴幼儿,可以选用地奈德乳膏,用法为 1 天 2 次,用 4~6 天;如果是 3 个月以上的小宝,可以选用丁酸氢化可的松乳膏,用法为 1 天 1 次,用 4~6 天。

当症状较重时，可以选用稍强效一点的激素药膏，如果是新生儿，可以选用地奈德乳膏，用法为1天2次，用4~6天；如果是1~3个月的婴幼儿，可以选用丁酸氢化可的松乳膏，用法为1天1次，用4~6天；如果是3个月以上的小宝，建议选用糠酸莫米松乳膏，用法为1天1次，用4~6天。

皱褶处容易继发微生物（如细菌或真菌）感染，可用相应的抗菌药物进行治疗。继发细菌感染时，宝妈可以使用抗生素药膏如莫匹罗星软膏或夫西地酸乳膏，与激素药膏按照1：1的比例在手心混匀（每种药膏的用量都遵循"指尖单位"原则），薄涂在皮损部位，1天2次，用4~6天。

相比面部、躯干等部位，皱褶部位出汗较多，更容易继发真菌感染。继发真菌感染时，皮损通常呈鲜红色、边界清楚、边缘重、中间轻，做真菌镜检时检查结果呈阳性（检查结果标"+"），菌种最常见的是白念珠菌。宝妈可用抗真菌药物如酮康唑乳膏或硝酸舍他康唑乳膏等唑类外用药物，与激素药膏按照1：1的比例在手心混匀（每种药膏的用量都遵循"指尖单位"原则），薄涂在小宝的皮损部位，1天2次，用4~6天。

由于皱褶部位皮肤薄嫩，外用激素药膏的副作用相比躯干、四肢等部位更容易提前出现，因此皮损部位要避免长期使用激素药膏，同一部位连续使用激素药膏的时长建议不超过1周，如有特殊情况，在医生的指导和监督下，用药时长可适当延长。

11
沙土皮炎怎么办?

* 沙土皮炎

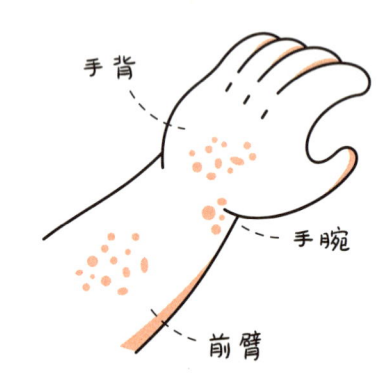

手背
手腕
前臂

什么是沙土皮炎?

沙土皮炎是门诊中很常见的一种皮疹,医学上称为"摩擦性苔藓样疹",又叫"儿童丘疹性皮炎""肘膝复发性夏季糠疹"。沙土皮炎的叫法,其实是根据患儿皮疹最常见的诱发因素来的,也就是小宝经常玩沙玩土引起的皮炎。但在门诊中,当听闻医生诊断说,小宝的皮疹是沙土皮炎时,有的宝妈会心生疑惑:小宝从来不玩沙土,怎么会起沙土皮炎呢?实际上,沙土皮炎的诱发因素不止玩沙玩土,像肥皂、泡泡水、洗手液、橡皮泥、毛绒玩具、青草、地毯、粗糙衣物等,都有可能引起沙土皮炎。沙土皮炎相比于湿疹,病因更加明确,但也不是绝对和唯一的，有时候冷水刺激、强烈的日晒也有可能引发沙土皮炎。相较于"摩擦性苔藓样疹"，沙土皮炎的叫法更通俗、方便记忆，我们在门诊中也更常用，宝妈了解它的由来即可。

沙土皮炎常见于学龄前的小宝，很少见于新生儿，多发于夏季和初秋，且患儿中男孩多于女孩。沙土皮炎最常见的发病部位是手背、手腕和前臂，有时也会在胳膊肘、膝盖处出现。沙土皮炎的皮损颜色通常是正常肤色或者是淡红色，皮疹形态比较单一，为针尖至米粒大小的丘疹。丘疹分布疏密不均匀，可呈轻度苔藓样（即增厚表现），通常没有明显的症状，有的丘疹上面会有糠状鳞屑，往往伴有瘙痒的症状。沙土皮炎具有自限性（即自己可以慢慢痊愈），但是病程略长，通常为1~3个月，但如果在恢复期间又接触到了刺激因素，则比较容易复发。

沙土皮炎主要是摩擦引起的皮疹，不是细菌、病毒所致，因此没有传染性，小宝起沙土皮炎后，可以正常地和兄弟姐妹、其他小朋友玩耍。沙土皮炎也和饮食无关，小宝无须忌口，可以正常饮食。

如何预防沙土皮炎？

沙土皮炎，最主要的预防方式是减少接触诱发因素。有的宝妈担心小宝起沙土皮炎，就禁止小宝玩沙土或玩泡泡水等，其实不建议这样做。毕竟玩耍是小宝的天性，有助于锻炼动手能力、培养良好的性格，宝妈要做的是提前预防、控制小宝的玩耍时长、及时做好护理。

比如小宝玩沙玩土时，宝妈可以给小宝准备小桶、铲子、勺子等工具，让小宝学习使用工具，减少小手接触沙土的时间；当小宝玩完泡泡水时，及时用清水给小宝洗干净手，避免泡泡水残存在手上刺激皮肤；当小宝玩橡皮泥的时候，宝妈可以给小宝戴个手套，减少皮肤与橡皮泥的直接接触。此外，也建议宝妈控制好小宝玩耍的时间，并且在玩耍结束后，及时给小宝洗手和涂抹润肤霜（乳）。**如果小宝已经起沙土皮炎了，则建议短期内远离这些刺激因素，痊愈以后，小宝还是可以再适当玩耍的。不要因为担心小宝再次起沙土皮炎，就剥夺了他们的童趣，小宝不会一直都爱玩这些，也不是每次玩一定会起皮疹**，宝妈按照上述的思路给小宝做好预防和护理即可。

小宝上幼儿园后，宝妈一定记得叮嘱小宝，自己平时洗手时，要把手背和手腕的泡泡水用清水冲洗干净。小宝可以手指朝下放在水龙头下冲洗，这样能很好地避免香皂或洗手液残留，冲洗干净后要及时擦干，然后涂上润肤霜（乳）。现在大家对于手部卫生都很重视，会

*沙土皮炎常见诱因：玩沙土、泡泡水

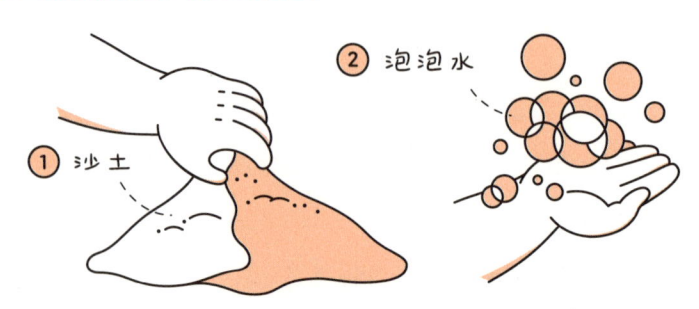

经常用香皂或者洗手液洗手，但是不少小宝在自己洗手的时候冲洗不干净，残留的泡泡水很容易引发腕部的沙土皮炎。

沙土皮炎如何用药？

在避免诱发因素的基础上，我们来看看沙土皮炎该怎么用药。

沙土皮炎与湿疹的用药原则一样，主要依据症状。沙土皮炎的症状个体差异很大，有的小宝看起来很严重，但是小宝不痒也不抓挠，这种情况可以不用药，做好保湿护理，同时避免再次接触刺激因素即可，后期能自行痊愈；有的看起来很轻，但小宝却痒得厉害，能挠出血，严重影响睡眠，这时宝妈就需要给小宝皮疹部位用药了。

有瘙痒症状时，宝妈可以给小宝使用激素药膏。一般来说，起沙土皮炎的小宝绝大多数都在2岁以上，很少有新生儿、婴儿起沙土皮炎。如果是新生儿，可以选用弱效的激素药膏，如地奈德乳膏，用法为1天2次，持续用1~3周。如果是1~3个月的婴儿，可以选用地奈德乳膏或是效能稍微强一点的丁酸氢化可的松乳膏，地奈德乳膏的用法为1天2次，丁酸氢化可的松乳膏的用法为1天1次，都是持续用1~3周。如果是3个月以上的小宝，可以选用丁酸氢化可的松乳膏或药效强一点的糠酸莫米松乳膏，用法均为1天1次，持续使用1~3周。对于2岁以上的小宝，则建议使用糠酸莫米松乳膏，用法为1天1次，持续用1~3周。沙土皮炎的瘙痒症状，通常比湿疹缓解的要慢一些，因此用药时长也会久一些。沙土皮炎提前停药的时机，跟湿疹有所不同，在用药期间，只需要满足瘙痒症状消失这一个条件，就可以提前停用激素药膏，不需要看皮疹是否消退。

沙土皮炎很少伴有大面积渗出，除非小宝太痒抓破了皮肤，这时可以用抗生素药膏，如莫匹罗星软膏或夫西地酸乳膏和激素药膏按1∶1的比例（每种药膏的用量都遵循"指尖单位"原则），在手心混匀，然后薄涂患处。

沙土皮炎的治疗，同一部位连续使用激素药膏的时长建议不超过3周，如有特殊情况，在医生的指导和监督下，用药时长可延长至4周或更久。

沙土皮炎治疗的特点

沙土皮炎的治疗方法跟湿疹相似，但沙土皮炎有自己的特殊之处，宝妈经常因为不了解这些特点而反复带小宝到医院就诊，了解了沙土皮炎的这3个特点后，宝妈就可以做到心中有数，遇事不慌。

特点一：好转周期很长

湿疹治疗周期多为1~2周，但**沙土皮炎的治疗周期通常需要1~3个月，好转的过程很漫长，宝妈一定要做好打持久战的心理准备。**虽然治疗周期长，但并不是也要用这么久的激素药膏，如上面内容所讲，瘙痒症状消失后，就可以停用激素药膏了。当然，如果一直没有瘙痒症状，那就不需要使用激素药膏。

特点二：在好转阶段皮疹可能会蔓延

最开始沙土皮炎可能在手背上，表现为零星的几个小丘疹，而在用药后宝妈可能会发现，疹子个数反而越来越多，而且慢慢地长到了腕部、胳膊上，严重时下肢躯干都可能会有。**这个看似加重的症状大多数情况下是好转的表现之一，与用药无关，也不是药物过敏**，不少宝妈在此时会带小宝再次就诊，以为是诊断错误或是用药不当所致，其实都不是，这就是沙土皮炎这个疾病的一个特点。

宝妈可能会有疑惑：既然可能会有蔓延的过程，那还有必要外用激素药膏吗？答案是有必要，外用激素药膏的目的在于控制瘙痒症状，减少瘙痒对小宝生活质量（尤其是睡眠质量）的影响。

特点三：在好转阶段皮疹可能会融合

除了有可能蔓延增多以外，**好转阶段小丘疹还有可能会从一粒一粒的单个丘疹，融合成一片一片的，看起来好像是沙土皮炎在加重，但其实这是沙土皮炎好转的一种表现**。沙土皮炎在融合以后，皮损部位的颜色会慢慢变浅变暗，直至完全消退，不留瘢痕。

在小宝治疗沙土皮炎的过程中，宝妈要淡定、有耐心，不要因为周期长而焦急，也不要一看到沙土皮炎蔓延或者融合就慌张，根据我的临床经验来看，在沙土皮炎好转阶段，小宝通常无需因为皮炎的蔓延或者融合而再次就诊。

12
蚊虫叮咬怎么办？

* 蚊虫叮咬

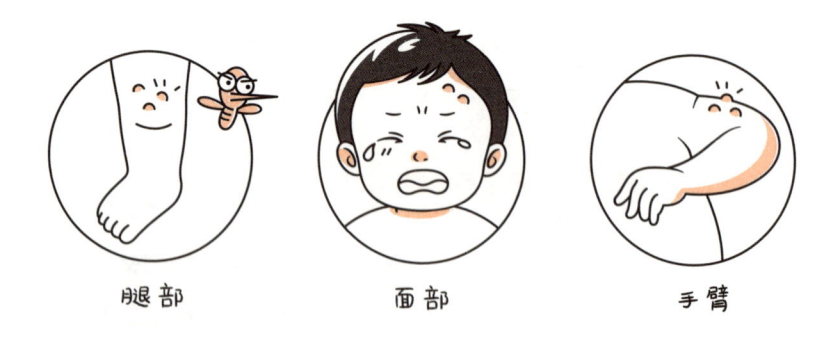

腿部　　　面部　　　手臂

被蚊虫叮咬几乎是每个小宝都会经历的事情，被叮咬后，皮肤会有相应的症状，轻一点的会起一两个小丘疹、小包；重一点的，可能会出现大疱、肢体肿胀，并伴随着发热。尤其是夏季，小宝外出活动增加，更是蚊虫叮咬的高发期。小宝被咬后，如果有瘙痒症状，通常会很影响日常生活（尤其是睡眠质量）。这一节我们来讲一下，蚊虫叮咬该如何预防及小宝被蚊虫叮咬后怎么办。

蚊虫叮咬不只发生在夏季

蚊虫叮咬并非只发生在夏季，其实，一年四季都有可能发生蚊虫叮咬。开春入夏的时候是蚊虫叮咬的高发期，这个阶段万物复苏，蚊虫数量开始多起来，蚊虫活动也更加频繁。到了秋冬季，并非全部的蚊虫都进入冬眠期或者被冻死，还是会有一部分蚊虫寻找到温暖的地方继续正常地"生活"。在冬季出门诊的时候，我还能看到不少被蚊虫叮咬的小宝。宝妈通常会对这个诊断产生疑惑：这么冷的天气，怎么会有蚊虫呢？

其实在冬季户外寒冷，但室内还是温暖很多的，尤其是家里开着暖气或者空调时，温度非常舒适，有的家庭装了地暖，室温甚至能达26～30℃，毫不夸张地说可能比夏天还热（因此也有热出痱子的情况）。外面冰天雪地，室内温暖舒适，蚊虫也会趋利避害，选择往室内走。所以说，冬季不是没有蚊虫了，只是蚊虫相对少了许多，宝妈不能因为到了冬季，就忽视对蚊虫叮咬的预防。

避免蚊虫叮咬，预防最关键

蚊虫叮咬与湿疹一样，都是预防大于治疗，尤其是对过敏体质的小宝而言，预防尤为重要。其实在预防上，宝妈可做的事情非常多。

强烈建议家里装上纱窗、给小宝的床装上蚊帐，纱窗和蚊帐能给小宝创造一个更安全独立的环境。 即便是在冬天，开窗通风时，也需要记得关好纱窗，避免有蚊虫"潜入"家中。

在小宝小的时候，不建议家里养宠物，动物身上容易有螨虫、跳蚤等生物，有的是肉眼无法看到的，这些小虫子跟小宝接触，就会增加小宝被咬的概率。如果家里已经养了宠物，则建议宠物和小宝隔离开，尽量减少接触，同时，要经常给宠物洗澡，减少小虫子寄生的可能。此外，在宠物发情期一定避免宠物跟小宝接触，发情期的宠物性情比较暴躁，容易抓伤、咬伤小宝。

* 纱窗和蚊帐必不可少

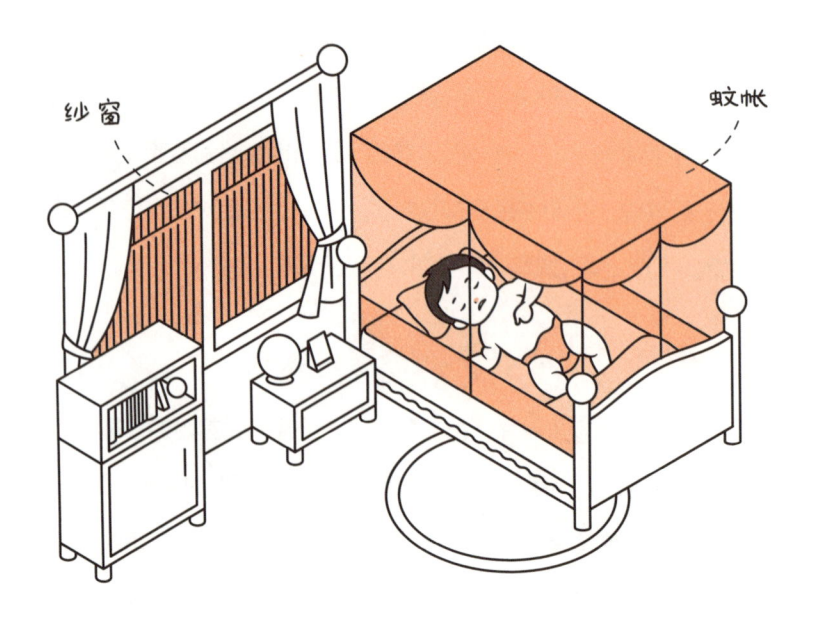

蚊虫非常喜欢潮湿的环境，所以在小宝的卧室，最好不要摆放植物，尤其是土培植物。不管是植物还是盆土，都容易滋生蚊虫。小宝的卧室要尽量少放物品，以减少蚊虫藏匿的可能性。家里要经常通风，保持空气清新、避免潮湿。家里也要经常打扫卫生，最好每周做一次大扫除，换洗床单被褥，重点打扫清理床下、柜子角落、卫生间、厨房这些蚊虫容易藏匿的地方。

如果小宝要去户外玩耍，可以给小宝穿上长衣长裤，袖口最好是收紧的那种，减少皮肤暴露。此外，可以给小宝喷上儿童专用的驱蚊液或戴上驱蚊手环，不建议使用成人用的花露水，花露水通常含酒精，会刺激小宝皮肤；尽量少去树木花草多的地方，驱蚊产品的作用是有限的，时间长了，效果就会变弱，我们还是要以物理隔离为主。除了长衣长裤，还可以给婴儿车罩上专用的蚊帐。此外，尽量少在傍晚和晚上带小宝外出玩耍，不少飞虫在日落后才出来活动，若小宝傍晚和晚上在室外活动，被叮咬的可能性也会增加。

有的宝妈询问，是否可以使用传统蚊香或者电蚊香液？传统蚊香燃烧后产生的化学物质，有可能对小宝的神经系统造成危害，不建议使用。虽有婴幼儿专用的电蚊香液，毒性相对低一些，但即便如此，也不建议小宝在房间内的时候使用。**正确的使用方法是先关好门窗，再使用电蚊香液，30分钟后，开窗通风，确保屋子里没有异味了，再让小宝进入房间。**

最后一点，也是非常重要的一点，**那就是要给小宝保持好个人卫**

生，要勤洗澡勤换衣。汗液容易招蚊虫，小宝出汗后及时洗个澡，洗掉身上的汗液，换上干净的衣服。有些大一点的孩子喜欢模仿成人喷点香水，觉得香香的很好闻，这也是不建议的，因为香味同样会招蚊虫。

皮疹反应因人而异，因虫而异

虽说都是蚊虫叮咬，但是不同的人被同一种蚊虫叮咬，或者同一个人被不同的蚊虫叮咬，皮肤反应有可能完全不同。有的小宝反应很轻微，可以忽略不处理，比如就起一两个小包，也没有症状，过几天就好了。有的小宝反应很严重，一整条胳膊都肿起来了，甚至还有发热和烦躁的表现。同样是蚊虫叮咬，症状表现差别如此大的原因是什么呢？

第一，跟小宝的个人体质有关。过敏体质的小宝往往反应比较剧烈，被咬一下可能就会导致局部皮肤软组织肿胀得很厉害；非过敏体质的小宝通常反应比较轻微，被叮咬的地方皮肤微微泛红，症状也不重。

第二，跟蚊虫的种类有关。蚊虫叮咬时，其唾液会通过口器注入人体的皮肤中，唾液中携带毒素、致敏原、酸性物质，会刺激机体出现过敏反应。不同蚊虫唾液携带的毒素、致敏原、酸性物质种类、含量不同，所以小宝被不同蚊虫叮咬后的反应也会不同，例如，普通蚊子和蜜蜂叮蜇同一个小宝，后者引起的症状会更重。宝妈们在门诊中还经常问到这样一个问题：小宝到底是被什么虫子咬的？这个问题其实很难回答，除非是特别典型的表现（如被隐翅虫、蜱虫叮咬后），医生能根据皮疹形态分辨出来，大多数的"真凶"我们很难通过皮疹看出来。当然，我们也不建议宝妈在寻找"真凶"方面花太多精力，重点应该放在缓解小宝的症状及后期的预防上。

* 蜜蜂叮蜇通常比蚊虫叮咬的包要大

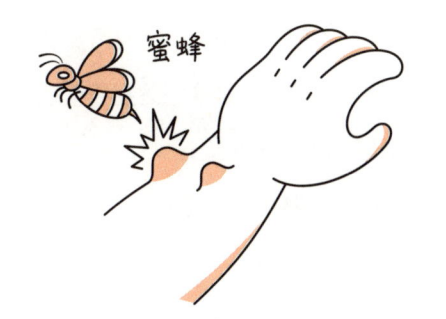

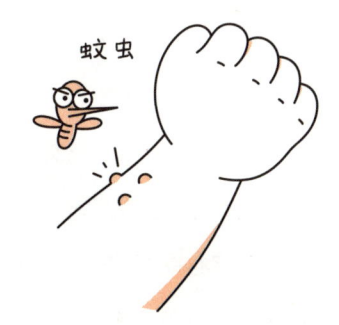

蚊虫叮咬后该如何治疗？

被蚊虫叮咬后的治疗，也需根据小宝的症状来选择。如果小宝被咬后，皮肤不痒不疼，同时也没有其他不适，被咬处没有明显咬痕，则无须特殊处理。如果被咬处有瘙痒症状，宝妈可以给小宝使用激素药膏。激素药膏的选择，需要根据被咬处的皮肤位置及小宝的年龄来确定，与湿疹的用药方法一致，如果被咬处的皮肤伴有轻度破溃或者有少量渗出，处理方法与湿疹伴有轻度破溃或者少量渗出也是一致的，宝妈可以参考不同部位起湿疹时的用药方法。当被咬部位破溃严重或者渗出严重时，请宝妈带小宝及时线下就诊。

如果小宝瘙痒症状较严重，影响了日常生活（尤其是睡眠质量），可在外用激素药膏的同时，口服抗组胺药物如氯雷他定或西替利嗪。

就蚊虫叮咬而言，最严重的症状是肢体肿胀并伴有高热，这种情况通常合并皮下软组织感染（蜂窝织炎等）或淋巴管炎，宝妈需要及时带小宝到医院就诊，化验血常规了解感染情况，必要时医生会系统地使用抗生素和（或）激素药物，宝妈不要自行居家处理。

在门诊中，有宝妈会问："是否可以用肥皂水清洗被咬处以缓解症状？"其实也是可以的。被蚊虫叮咬后之所以会痒，是因为蚊虫唾液里面含有酸性的成分，肥皂水是碱性的，酸碱中和后，在一定程度上有助于缓解瘙痒症状。如果小宝只有轻微的症状，宝妈手头又恰好没有药膏可用，那临时用肥皂水来应急也是可以的。但是肥皂水止痒的效果有限，不如药膏来得直接和快速。另外要注意，肥皂水是碱性的，涂抹时间久了，有可能会破坏皮肤屏障。

蚊虫叮咬的预后

大多数蚊虫叮咬的炎症常累及表皮全层、真皮浅层或真皮中下层，严重者可能会累及脂肪层。蚊虫叮咬的恢复周期一般为1~3周，通常在被叮咬后的第3~5天，炎症反应达到高峰。在叮咬发生后1~2

天，很多宝妈看皮损处无明显症状，就没太在意，而到第3~5天时，宝妈却会发现皮损越来越红、越来越肿，就容易着急带小宝去医院。这其实是一个正常的过程，宝妈不用过分担心，也无须自责没能及时去医院。有的宝妈虽然在叮咬发生后，及时带小宝就诊、开药，但回家用了几天药，也有可能发现皮疹变得越来越重，大多数情况下，这并非误诊了或是药物不对症。**蚊虫叮咬后，皮损处的炎症有一个进展的过程，就像我们感冒后，症状也是先变重再变轻。**我们用药的目的是控制症状，尽量降低红肿的程度，让上升的曲线变缓，加速炎症消退，并不是一用上药，蚊虫叮咬的症状就立刻消退了或者绝对不会变重，对此，宝妈要有一个心理预期。

* 蚊虫叮咬严重时
  出现肢体肿胀

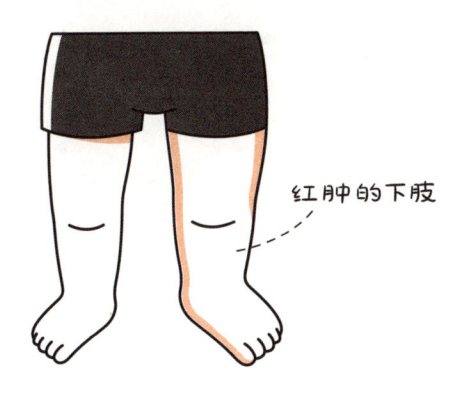

红肿的下肢

蚊虫叮咬后，易留下色素沉着

在疼痛和瘙痒症状消失后就可以停用外用药膏。当炎症较重较深时，小宝皮肤局部可能会留下色素沉着，看起来黑黑的，有点影响美观。色素沉着通常是不需要用药的，对小宝皮肤健康也没有影响，等待其自行吸收消退即可，这个过程通常需要1~3个月，也有长达1年左右的，宝妈要做好心理准备，不要因色素沉着产生焦虑。

13
手足湿疹怎么办？

* 手足湿疹

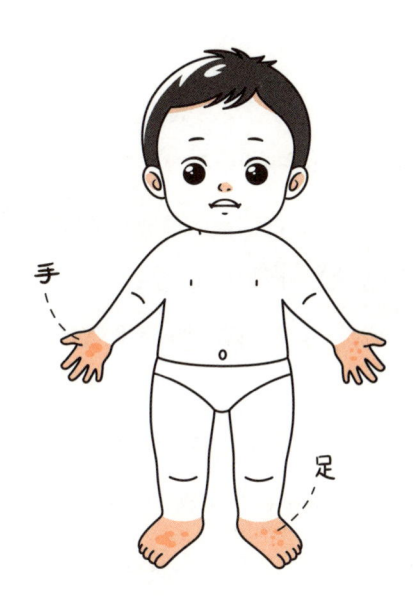

手 ⋯

足 ⋯

　　手足湿疹是门诊中常见的一类皮疹，与其他部位相比，手足部位有其特殊性，手足每天都很"繁忙"，从婴幼儿到成人，都是如此：婴儿从吃小手开始了对周围世界的探索；慢慢地，他们开始用小手把身边的东西往自己嘴里塞；再大一点，他们开始踢腿，开始用手抓小脚丫，开始用手去玩玩具，开始手脚并用自己爬行，开始尝试站立，开始去牵父母的手，开始学走路，开始自己吃食物，开始穿着鞋子到处走，开始自己刷牙……直到长大后，每天要用手写字、敲键盘、化妆、打球、滑雪……手足起湿疹时，对其日常生活影响比较大。在讲解手足湿疹如何治疗前，我们先来了解一下手足部位皮肤的特点。

手足皮肤的特点

手部包括手腕、手背、手掌、手指、指缝等部位。绝大多数时间手部都是裸露在外的，相对于足部而言，日常接触到的刺激会更多，尤其是婴幼儿，爱玩爱抓，他们是通过手来接触和感知这个世界的，因此手部更容易受到刺激。随着小宝长大，玩的东西会更多，沙土、泡泡水、各种毛绒玩具，都有可能给小宝手部皮肤带来刺激，诱发皮疹问题。

此外，在精神压力比较大的时候（如考试、搬家、父母生二宝、父母吵架等），小宝也会做一些习惯性的手部动作，比如抠固定的部位、撕手上的死皮、吃手、吃指甲等。因此在诊治手部湿疹的时候，我们需要更多地结合小宝的日常生活、精神压力和情绪等因素来分析和护理。

足部包括脚踝、脚背、脚底、脚趾、趾缝等部位。在婴幼儿时期，小宝可能穿袜子的时间会稍多一些，宝妈注意给小宝穿纯棉、透气性好的袜子，不要穿勒脚、太厚实的袜子，以免捂出汗来。小宝会走路以后，穿鞋的时间就多了起来，相比袜子，鞋子透气性更差，也更容易捂出汗来，因此足部环境会比较温暖、潮湿、不透气，这样的环境，容易滋生真菌，因此足部出现湿疹的同时容易合并真菌感染，如果鞋子不是很合脚或者很舒适，小宝的脚也容易出现擦伤等情况。

* 留意小宝的
一些习惯性动作

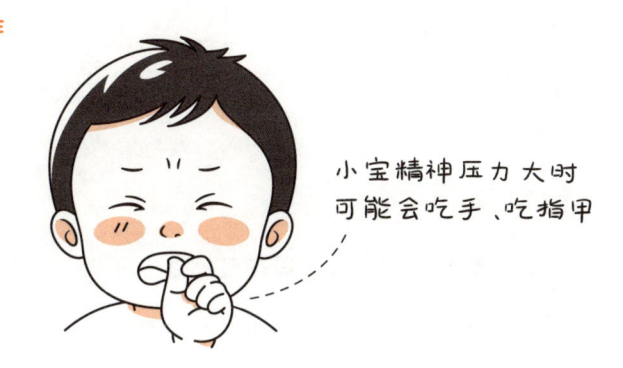

小宝精神压力大时可能会吃手、吃指甲

掌跖部位的特殊之处

掌跖部位指的是手掌和脚底部位，出于对自身的保护，这2个部位的皮肤角质层是比较厚的。这意味着在掌跖部位涂上药物时，药物的渗透性会比其他部位差。因此，**如果掌跖部位起湿疹了，在治疗时，我们通常会适当延长用药的时间，或者使用更强效一点的激素药膏，必要时会配合封包治疗。**

* 手掌和脚底皮肤角质层较厚

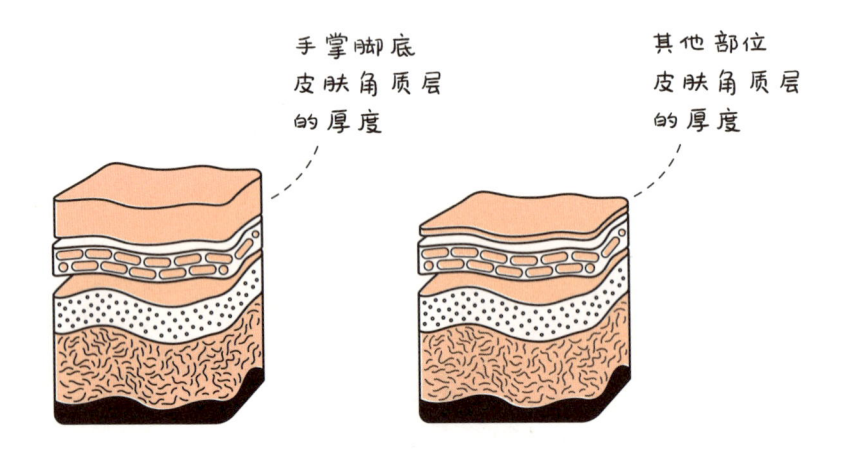

手掌脚底皮肤角质层的厚度

其他部位皮肤角质层的厚度

封包就是用保鲜膜覆盖在皮损处，通常在用上药膏或润肤霜（乳）后立刻进行，覆盖的时长为30分钟至1小时。封包能大大增加药膏的渗透性，同时也能减少小宝因为活动蹭掉药膏的情况。

手足湿疹如何治疗？

对于手足湿疹的治疗，宝妈首先需要寻找可能的刺激因素。比如小宝有没有经常玩水，是否洗手次数太多，或是否在幼儿园的手工课上接触了刺激性的材料，鞋子是否合适，鞋子里面有没有湿乎乎的，袜子是不是很久没换了，最近运动时足部是否受过外伤……此外，宝妈也要看看最近家里有没有一些重大的变化，小宝精神紧张、情绪不安，都有可能引发和加重湿疹。我曾经接诊过一个手指肚脱皮的小宝，最后发现是因为父母要了二宝以后，宝妈忙于照顾二宝，可能疏于关心他，小宝性格又比较内向，因此焦虑不安，慢慢养成了吃手、啃死皮儿这种习惯，以缓解自己的情绪。而这种原因，如果父母不多加关注，有时候是很难发现的。**孩子虽然小，但是他们其实很敏感，跟我们成人一样，有着丰富的情感和情绪，宝妈一定不能忽视。**

如果皮损较轻微、小宝没有瘙痒症状，则宝妈可以不用激素药膏，以避免诱因接触、加强护理为主。如果皮疹严重且伴有瘙痒症状，则需要使用激素药膏。手背、脚背的用药，与躯干湿疹的用药方法一样，宝妈可参考本章"躯干湿疹怎么办？"一节中的用药方案。

掌跖部位角质层较厚，可选用强效一点的激素药膏。如果是新生儿，可以选用地奈德乳膏，用法为1天2次，用5~7天；如果是1~3个月的婴幼儿，可以选用丁酸氢化可的松乳膏，用法为1天1次，用5~7天；如果是3个月以上的小宝，可以选用糠酸莫米松乳膏，用法为1天1次，用5~7天；如果是2岁以上的小宝，可以选用卤米松乳膏，用法为1天1次，用5~7天。治疗掌跖部位湿疹，同一部位连续使用激素药膏的时长建议不超过3周，如有特殊情况，在医生的指导和监督下，用药时长可延长至4周或更久。

当皮损部位伴有皲裂、增厚等表现时，我们需要增加药物的渗透性，这个时候就可以采用封包治疗的方法。同时在饮食上，给小宝增加富含维生素A和B族维生素的蔬菜、水果的摄入。维生素A有助于促进皮肤的角质化、提高皮肤的锁水功能，富含维生素A的蔬菜有胡萝卜、菠菜、豌豆苗等，水果有苹果、樱桃、西瓜等；B族维生素有助于改善皮肤粗糙的症状、促进皮肤修复，富含B族维生素的蔬菜有菠菜、西蓝花、芹菜等，水果有波罗蜜、香蕉、橘子等。

* 部分富含维生素A（上行）和B族维生素（下行）的蔬菜、水果

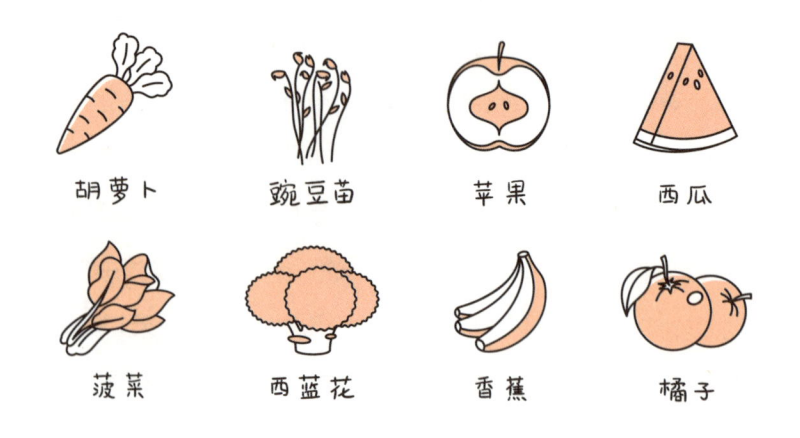

胡萝卜　　豌豆苗　　苹果　　西瓜

菠菜　　西蓝花　　香蕉　　橘子

湿疹合并真菌感染怎么办？

足部顽固的湿疹，尤其是表现为边界清楚的红斑，或是趾缝间的糜烂水疱，则要考虑合并真菌感染的可能性。如果怀疑合并真菌感染或者按照湿疹治疗一段时间后仍未好转，宝妈可以带小宝线下就诊，

刮取皮损处的鳞屑，通过做真菌镜检或培养来诊断。注意在检查前1周，最好停用所有外用药物，且检查前不要过度清洁，以免出现假阴性（也就是说，本来应该是阳性、提示有真菌感染，但结果没查出来，报告显示的是阴性）。确诊合并真菌感染时，可采用抗真菌药物：盐酸特比萘芬乳膏、酮康唑乳膏或硝酸舍他康唑乳膏等，与激素药膏按照1∶1的比例在手心混匀（每种药膏的用量都遵循"指尖单位"原则），薄涂在皮损部位，1天2次，用5~7天。

14
汗疱疹怎么办？

*汗疱疹

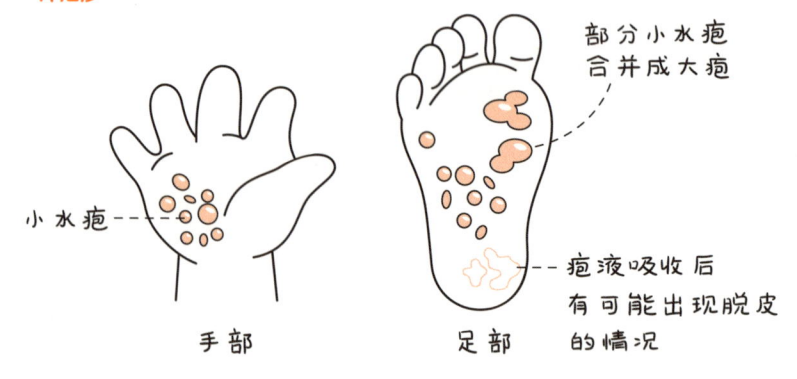

部分小水疱合并成大疱

小水疱

疱液吸收后有可能出现脱皮的情况

手部　　足部

什么是汗疱疹？

汗疱疹是发生在手足部位的一种特殊的湿疹。汗疱疹的病因目前尚不明确，可能与过敏体质、精神因素、湿热等外界刺激相关，通常是在固定的季节发病，好发于春末夏初阶段。它是一种自限性疾病，通常过了好发季节后会逐渐自愈，但是容易复发。好发人群是中青年，在儿童、婴幼儿当中也比较常见。汗疱疹有家族遗传性，通常父母有汗疱疹（包括小时候有、长大后自愈不复发了），孩子患病的概率会大一些。汗疱疹又被称为出汗不良性湿疹，通俗来讲，就是汗液不能顺畅地从汗管排出来，有一部分会被憋在汗管里，所以汗疱疹通常会伴随出汗多的症状。

汗疱疹常在手心、脚心或手指缝、脚趾缝出现，典型皮损为深在性的小水疱，水疱为针头至米粒大小，通常会伴有瘙痒、灼热、疼痛感。小水疱往往不会自行破裂，里面的液体通常比较清澈，有观点认为，液体是未排出来的汗液，也有观点认为是组织液。小水疱里的液体自然吸收后会出现脱皮的情况，露出红色的新生表皮，会有疼痛感，同时看上去也比较吓人。其实汗疱疹并无传染性，有的小宝起汗疱疹后，宝妈担心传染，就不让小宝跟兄弟姐妹玩耍，这其实没有必要，反而会加重小宝的心理负担。

起汗疱疹时该如何护理？

小宝起汗疱疹时，要尽量减少接触刺激性的东西，如碱性的香皂、肥皂水、洗涤剂、沙土、橡皮泥等。在此基础上，宝妈要管住小宝的小手，不要去撕皮屑，否则小宝很容易因为撕皮而伤害到正常的皮肤，并且撕皮时，会有较强烈的疼痛感，小宝容易哭闹。**建议宝妈发现小宝有脱皮时，及时剪掉死皮，避免小宝自行撕掉。这里要提醒宝妈一点，不建议在小水疱未自然吸收前自行挑破，这样容易对小宝皮肤产生较强烈的刺激，有可能加重皮疹症状，再者，如果消毒环节**

做不到位，还容易引发感染。

手脚脱皮部位接触水时，有可能会有杀疼的感觉。建议宝妈在给小宝洗澡时，尽量缩短洗澡的时间，以5~10分钟为宜，大一点的小宝可以淋浴。洗澡时间太长皮肤吸水过多，也容易导致脱皮面积的增加。

前面我们讲过，起汗疱疹时，容易伴有出汗多的症状，在这种情况下，宝妈一定要保持小宝手足的清洁、干燥，出汗多的话需要及时擦干汗液，要给小宝穿吸汗性好的袜子和透气性好的鞋子，建议每天都给小宝更换袜子和鞋子，换下的袜子要及时清洗、晾干，鞋子最好在阳光下暴晒以杀菌消毒。如果是婴幼儿，则可以增加皮肤晾干的时间，在家里时就多给小宝晾一晾小手和小脚。

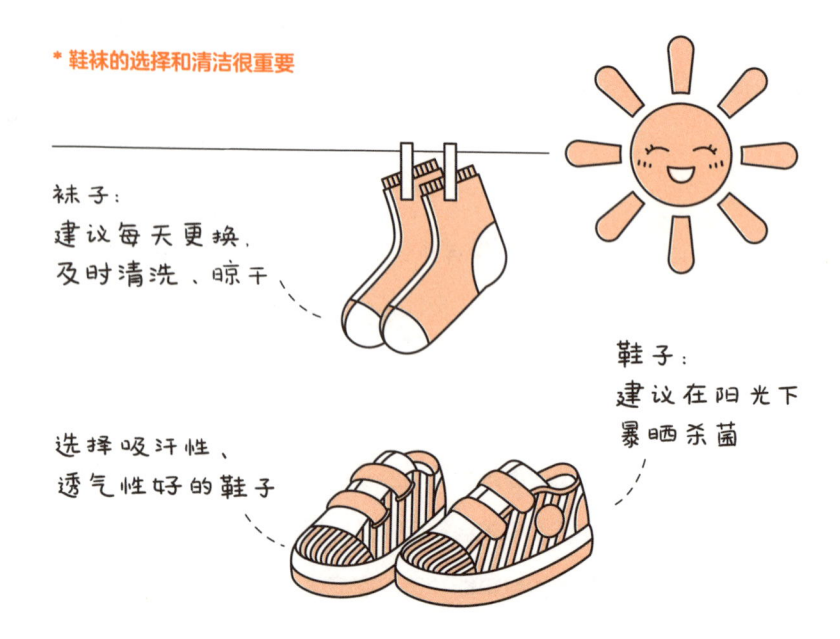

* 鞋袜的选择和清洁很重要

袜子：
建议每天更换，
及时清洗、晾干

鞋子：
建议在阳光下
暴晒杀菌

选择吸汗性、
透气性好的鞋子

除此之外，宝妈可以给小宝调整饮食，让小宝多吃富含维生素A和B族维生素的蔬菜、水果，这一点，我们在上一节已经详细讲过。

手上起汗疱疹时，小水疱往往比较多，且常常脱皮严重，易露出红色薄嫩的新生皮肤，这些都比较显眼，因此有的小宝会有焦虑、自卑的表现，宝妈一定要多加鼓励和安慰，以减轻小宝的心理压力。**如果小宝已经上幼儿园或者小学，宝妈也可以提前跟老师或小宝的同学打好招呼，告知是汗疱疹，不会传染，为小宝营造一个友好轻松的环境。**

汗疱疹的治疗

汗疱疹本身有自限性，我们用药的目的在于控制症状（止痒、止疼）、促进皮肤的愈合，从而提升小宝的生活质量。汗疱疹的治疗，与手足湿疹的治疗一样，宝妈可参考本章"手足湿疹怎么办？"一节中的用药方案。

专栏 03
怎么区分足癣（脚气）和足部湿疹？

* 足癣的3种类型

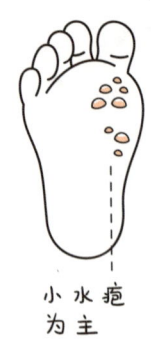

水疱型足癣　　　间擦糜烂型足癣　　　鳞屑角化型足癣

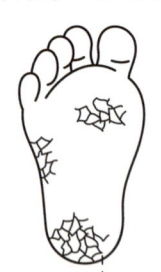

小水疱　　　　　趾间糜烂　　　　　　增厚脱屑
为主　　　　　　浸渍发白　　　　　　干燥开裂

认识足癣

足癣，就是我们平时所说的"脚气"，是足部感染皮肤癣菌引起的一类传染性皮肤疾病，在临床中非常常见。与足癣对应的是手癣，两者的发病原因、症状基本一致，仅是部位有所不同。足癣按照临床表现可以分为3类：水疱型、间擦糜烂型和鳞屑角化型。水疱型足癣的皮损以分散的小水疱为主，疱壁结实，其中的疱液较清澈；间擦糜烂型足癣好发于第3与第4趾间、第4与第5趾间，表现为趾间糜烂、浸渍发白；鳞屑角化型足癣多发生于脚底、脚侧缘及脚后跟，表现为皮肤增厚脱屑、干燥开裂。前两种通常会伴有明显的瘙痒症状，而鳞屑角化型足癣没有瘙痒症状或症状较轻。足癣具有传染性，所以当家里有人患有足癣时，建议拖鞋、洗脚盆、擦脚毛巾不要共用。足癣通常借助外用药物就可治愈，但足部环境湿热，足癣特别容易复发，表现得很顽固。

足部也容易出现湿疹，通常会有瘙痒的症状，也容易复发，不少宝妈区分不开是足癣还是足部湿疹，两者虽然有诸多相似之处，但在治疗上是完全不同的。我在门诊中，遇到过很多宝妈给小宝错误用药的病例：小宝有脚气，宝妈以为是湿疹，用了激素药膏，头几天可能有一定的止痒效果，但时间一长或是停药以后却发现皮疹仍旧在，甚至更严重了，瘙痒的症状也可能加重；有的宝妈自己有足癣，看到小宝脚痒难耐，也有类似的皮疹，于是就给小宝涂治疗足癣的药物，却发现几乎没有止痒效果，因为小宝实际上是足部起湿疹。

下面我们就来讲一下，足癣（本节特指水疱型和间擦糜烂型足癣，小宝很少患鳞屑角化型足癣）和足部湿疹的区别，只有了解两者之间的不同，宝妈在给小宝用药时才能有的放矢。

病因、部位、临床表现的不同

足癣和足部湿疹的病因不同,足癣是感染皮肤癣菌所致,发病原因比较明确。湿疹是皮肤过敏性疾病,由内因、外因共同作用所致,诱发因素很多,发病机制目前尚不明确。

皮肤癣菌这类真菌,喜好在温暖潮湿的环境生长,因此足癣的发病部位主要是脚趾之间,尤其是第3~4趾间和第4~5趾间。足部湿疹可发生于脚上任一部位,常见于脚背和脚底。足癣的皮损主要表现是趾间的小水疱、脱屑、趾间糜烂及渗出,足癣边界较清晰,边缘部位的皮损会更严重。足部湿疹的皮损主要表现为红斑、丘疹、水疱及破溃渗出,皮损边界不清,皮损中间位置往往会更严重。

足癣在发病初期往往只在一只脚上有皮疹,此时如果不太注意,后期很容易传染到另外一只脚上。而足部湿疹的皮损很多在早期就具有对称性,也就是小宝的两只小脚往往会有相似的皮疹。

足癣具有传染性,皮肤接触、共用拖鞋、共用洗脚盆等都有可能被传染。起足癣后,小宝瘙痒难耐常会用手去挠脚,此时手部也容易被传染,从而出现"两足一手"型手足癣(也就是两只脚和一只手同时感染的情况)。单纯的足部湿疹是没有传染性的。

不过,这两种疾病都有典型和不典型的表现,症状典型时,比较好区分,症状不典型时,区分起来还是比较困难的,而且足癣和足部湿疹有可能会同时存在,这就大大增加了肉眼区分的难度。要确定是否为足癣，我们还有一些检查协助诊断，即真菌镜检和真菌培养。

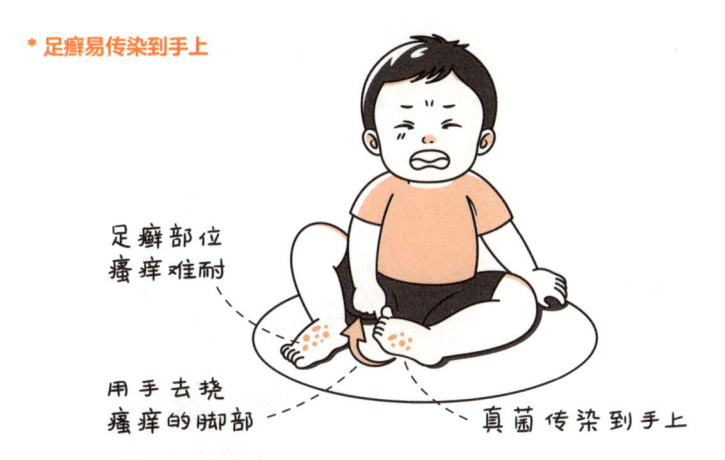

*** 足癣易传染到手上**

足癣部位
瘙痒难耐

用手去挠
瘙痒的脚部

真菌传染到手上

真菌感染的检查

检查一：真菌镜检

真菌镜检是用钝刀片轻轻刮取皮疹处的皮屑，放在显微镜下观察，如果皮屑处有真菌，则通过显微镜可以看到表皮细胞间的菌丝。宝妈需要注意，在做真菌镜检前1~2周最好停用一切外用药物，如果用了抗真菌药物，有可能会杀死或是减少真菌，出现假阴性。此外，这个检查的准确度还与诸多因素密切相关，比如皮疹的严重程度、技师的取材水平，以及显微镜技术的好坏都有可能影响检查结果。

检查二：真菌培养

如果真菌镜检结果是阴性（也就是提示没有真菌感染），但是医

* **真菌镜检**

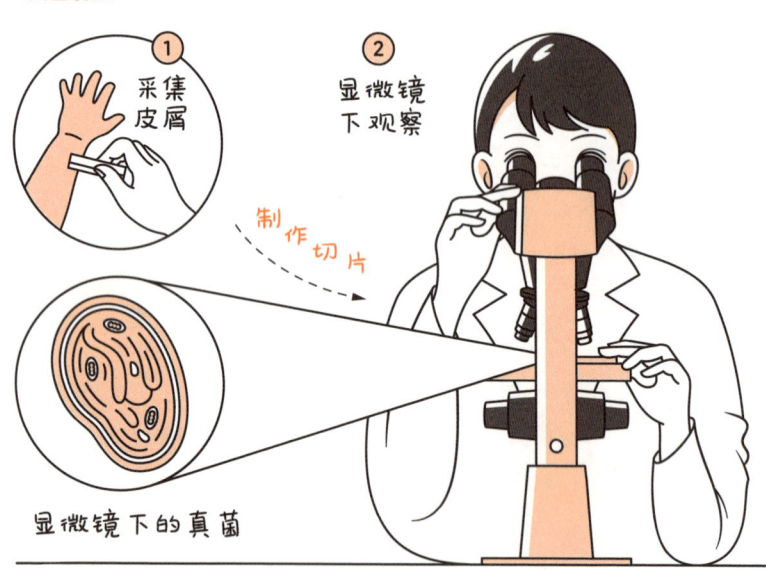

① 采集皮屑

② 显微镜下观察

制作切片

显微镜下的真菌

* **真菌培养**

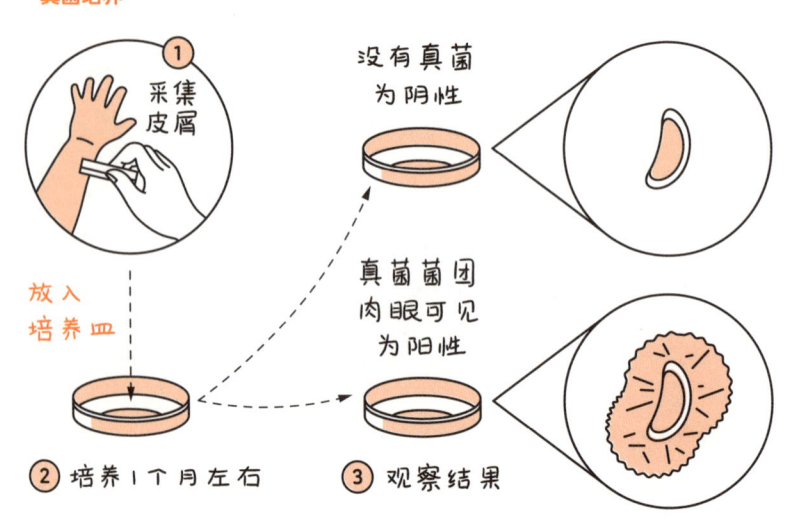

① 采集皮屑

放入培养皿

② 培养1个月左右

③ 观察结果

没有真菌为阴性

真菌菌团肉眼可见为阳性

生临床上高度怀疑有真菌感染，这个时候可以选择继续做真菌培养，也就是让真菌在培养基上快速生长繁殖，形成我们肉眼可见的菌落。真菌培养可以提升真菌检查的灵敏度，只要取材的皮损部位有真菌感染，即便真菌浓度较低，通过真菌培养，也能够检测出来，从而减少假阴性的情况。但培养比较费时，通常需要1个月左右的时间。

足癣的治疗

足癣的治疗相比湿疹的治疗更加简单，其病因很明确，就是真菌感染，因此我们直接使用抗真菌药物即可，比如酮康唑乳膏或是盐酸特比萘芬乳膏等，这些都是非激素药膏。 通常建议宝妈给小宝涂抹的范围要超出肉眼可见的皮损范围，用法为1天1~2次，用2~4周，要确保足量、足疗程地用药。在治疗时，即便皮损完全恢复、瘙痒症状消失，也不建议立即停药，可以再继续使用3~5天。

如果误用激素药膏治疗足癣，用药的前几天会有止痒的效果，但是皮疹通常仍在，而且无法痊愈，在停药后很可能会大面积复发，甚至比之前还要严重。如果误用抗真菌药膏治疗足部湿疹，则没有止痒效果，皮疹也不会有所好转。

如果足癣感染范围广泛，可能会累及趾甲等部位，出现甲癣。患甲癣时单靠外用药物很难去除真菌，建议配合口服的抗真菌药物治疗（需要线下就诊，具体用药需遵医嘱）。

15 肛周湿疹怎么办？

肛周湿疹是指发生在肛门周围皮肤的湿疹，有时会累及臀部、会阴和外生殖器部位。肛周湿疹在各个年龄段都有可能发病，这一节我们主要讲一下，婴幼儿肛周湿疹的特点和治疗。

肛周湿疹的特点

肛周湿疹的皮损呈现多样性，常见的皮疹有红斑、丘疹和水疱，严重的会出现糜烂、渗出等急性表现。而慢性肛周湿疹皮损则会表现为皮肤浸润增厚，边界清楚，呈苔藓样改变。由于部位特殊，肛周湿疹通常会伴有剧烈的瘙痒。

肛周湿疹的原因尚未明确，与内外多种因素相关。首先是位置比较特殊，不透气、闷热；还有丰富的顶泌汗腺，而且代谢旺盛，导致局部环境潮湿；在小宝还需要穿纸尿裤或者拉拉裤时，肛周容易被反复摩擦刺激；小宝未自主大小便前，肛周皮肤会经常接触到大小便，被大小便反复刺激。以上这些因素都有可能会引发和加重肛周湿疹。

肛周湿疹的治疗周期长短不一，因人而异。通常急性肛周湿疹病程为1~2周，治疗不及时可发展为亚急性的肛周湿疹。慢性肛周湿疹则通常是由于刺激因素持续存在，湿疹反复发作、迁延不愈发展而来。

肛门齿状线以内是直肠、以外是肛管，直肠表面是直肠黏膜，肛管表面是肛管皮肤。黏膜上没有角质层，相比皮肤而言，黏膜更加薄嫩和敏感，因此在肛门口的用药，我们要考虑药物误入直肠刺激直肠黏膜的可能性。整体而言，肛周湿疹的治疗我们可分为肛门口湿疹的治疗和肛门口周围湿疹的治疗。

* **肛门结构示意图**

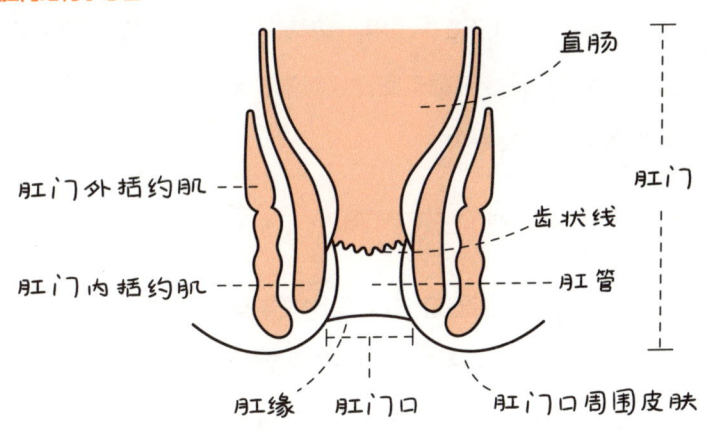

肛门口湿疹如何用药？

涂抹在肛门口的药膏，如果涂抹较多或者涂抹位置比较靠内，小宝又好动或者习惯用手去挠皮损部位，药膏难免会有进入直肠的风险。**为了减少药膏误入直肠后对直肠黏膜的刺激，我们常常会建议宝妈使用眼膏来治疗小宝肛门口的湿疹。**有的宝妈拿到处方后可能会疑惑，医生给我开了眼膏是让我涂在小宝的眼睛里吗？当然不是。之所以用眼膏，是因为它温和、无刺激性。我们都知道，眼睛是非常敏感的，能用在眼睛里面的药，哪怕接触到了直肠黏膜，刺激也是非常小的。

肛门口出现湿疹伴瘙痒症状时，宝妈可以使用妥布霉素地塞米松眼膏，1天2次，用4~6天。如果伴有轻微破溃，可加上红霉素眼膏或氧氟沙星眼膏，与妥布霉素地塞米松眼膏按照1∶1的比例在手心混匀，薄涂在皮损处，1天2次，用4~6天。当然，也可以按照先后顺序来涂抹，比如先涂抹红霉素眼膏或氧氟沙星眼膏，5分钟后再用妥布霉素地塞米松眼膏。

肛门口周围湿疹如何用药？

肛门口周围皮肤的湿疹治疗方案比较常规。当小宝肛门口周围出现湿疹时，如果皮损较轻微、没有瘙痒症状，宝妈可以不用激素药膏，以加强护理为主。如果皮损较重、有瘙痒症状，就需要及时用激素药膏，不同年龄段的小宝建议选用不同强度的激素药膏。如果是新生儿，可以选用弱效的地奈德乳膏，用法为1天2次，用5~7天。如果是1~3个月的婴儿，可以选用地奈德乳膏或是药效稍微强一点的丁酸氢化可的松乳膏，地奈德乳膏的用法为1天2次，丁酸氢化可的松乳膏的用法为1天1次，都是用5~7天。如果是3个月以上的小宝，可以选用丁酸氢化可的松乳膏或药效强一点的糠酸莫米松乳膏，用法均为1天1次，用5~7天。

肛裂时该怎么办？

门诊中经常有宝妈咨询小宝肛裂的问题，我在这里也顺带讲一下。当肛门口皮肤出现纵向裂隙时（宝妈可能会发现有嫩肉或是突起，有时候嫩肉或突起还能回缩，用手按压或小宝大便时会有疼痛感），则需要考虑肛裂的可能。宝妈先回忆一下最近几天小宝有没有便秘，尤其是最开始的大便是否很硬、很粗，小宝大便时是不是很费劲儿，便秘严重的时候可直接观察到大便上有鲜血。如果小宝存在便秘的情况，那解决小宝肛裂的问题首先要治疗的是便秘，宝妈可以先自行尝试给小宝进行调理，比如调整小宝的饮食结构，增加蔬菜、水果的占比，减少肉、蛋、豆制品的摄入；让小宝适当多喝水及口服益生菌；多给小宝做腹部按摩等。

除了便秘能引发肛裂，腹泻也有可能会引发肛裂。如果小宝腹泻较轻，宝妈可以先自行尝试给小宝进行调理，比如饮食以软面条、小米粥等易消化食物为主，减少高糖食物、高蛋白食物、高脂肪食物，以及粗纤维食物的摄入，给小宝口服益生菌，同时给小宝口服补液盐。

如果肛裂比较轻微，宝妈在给小宝进行调理时，可以在小宝肛门口皮肤上使用红霉素眼膏，以抗菌修复为主，1天3~5次，用5~7

天。如果调理得当，没有新的损伤，肛裂通常1周左右就能长好。如果自行调理2~3天后，小宝的症状仍未缓解，则建议宝妈带小宝及时就诊（肛肠科或小儿普外科），寻求医生的帮助。

如果肛裂比较严重，则不建议自行调理，宝妈要及时带小宝去医院就诊。对于小婴儿，同样不建议宝妈自行调理，如果症状轻微，宝妈可线上咨询医生寻求指导，如果症状严重，则一定要第一时间带小宝线下就诊。

小宝肛裂时，宝妈要格外注意的就是给小宝擦屁屁的时候要轻轻蘸干，不要使劲来回擦，否则会刺激肛裂部位，导致症状加重。

肛周部位用药的注意事项

肛周部位涂药时，为了保证药膏与皮损部位有足够的接触时间以发挥药效，宝妈可选择在小宝大便之后用药，或是在小宝睡前用药。如果涂上药物后30分钟内小宝大便了，则建议宝妈给小宝清洗屁屁后，再补涂药物。

治疗肛周湿疹，同一部位连续使用含有激素成分的眼膏或激素药膏的时长建议不超过1周，如有特殊情况，在医生的指导和监督下，用药时长可适当延长。

肛周部位起湿疹时，可以给小宝正常洗屁屁，宝妈需要注意的是，洗屁屁时动作一定要轻柔，建议用流动水冲洗。在"尿布疹（红屁屁）怎么办？"一节中，我将详细讲一下小宝的屁屁该如何护理。

16
外生殖器部位起湿疹怎么办？

外生殖器部位与肛门部位一样，都是位置比较特殊，局部环境潮湿、透气性比较差，且经常受到大小便的刺激，因而外生殖器部位也比较容易出现湿疹。门诊中不少宝妈表示，外生殖器部位的用药和护理比肛门部位更难一些，这其实比较正常，因为外生殖器结构相比肛门会复杂许多。这一节，我们就来讲一下，外生殖器部位起湿疹时该如何用药。外生殖器部位的护理，我将在本章最后两节的专栏里详细讲解。

外阴湿疹如何用药？

女宝外阴起湿疹时，通常会有瘙痒、灼热的感觉，严重的会有疼痛感。外阴湿疹的皮损主要发生在大小阴唇及外阴周围皮肤。大小阴唇在正常情况下都是闭合的状态，保护着阴道口和尿道口，以减少外界有害物质的入侵。**大小阴唇表面皮肤比较薄嫩，且位置距离阴道口**

和尿道口比较近，因此大阴唇以内的部位起湿疹后，在治疗时，通常建议使用眼膏，以减少对大小阴唇薄嫩皮肤的刺激，同时也减少药膏误入阴道口和尿道口后刺激黏膜。用药的具体方法，可按照上一节内容中肛门口起湿疹时的用药方法来操作。

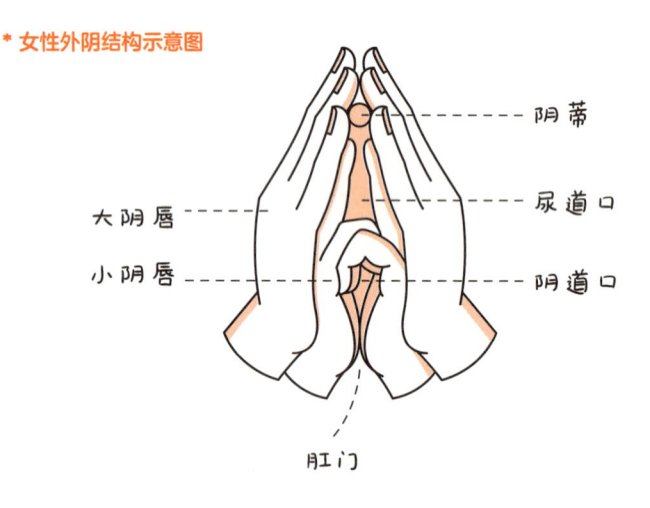

* **女性外阴结构示意图**

（图示：阴蒂、尿道口、阴道口、大阴唇、小阴唇、肛门）

大阴唇内起湿疹时，有的宝妈会担心，湿疹是否会合并尿道感染，这也是有可能的。合并尿道感染时，小宝可能存在以下症状：① 在尿道口可见脓性分泌物，一般是黄色的、黏稠的液体；② 小宝会有尿痛的情况，在小便时容易因尿痛而哭闹；③ 尿液与正常的尿液不同，容易有黄色的或肉眼可见的残渣等；④ 严重时容易全身发热，通常是由于泌尿系的感染扩散到了全身；⑤ 小宝精神状态不好，容易烦躁或者嗜睡。如果小宝出现以上一个或多个症状，建议宝妈带小宝及时到医院就诊。

如果是大阴唇外侧皮肤及外阴周围皮肤起湿疹，用药的具体方法，与上一节内容中肛门口周围起湿疹时的用药方法一样。

阴茎、阴囊湿疹如何用药？

<u>阴茎部位（包括龟头）的皮肤比较薄嫩，也建议使用眼膏</u>，使用方法请参考上一节内容中肛门口起湿疹时的用药方法。

有的宝妈不敢给男宝的阴囊进行清洗或者用药，害怕弄疼小宝，或担心阴囊皮肤太薄嫩给弄破了。其实，男宝阴囊部位的皮肤没那么脆弱，常规清洗是没有问题的。阴囊内的睾丸是需要注意的地方，如果挤压、碰撞睾丸，小宝会产生较为强烈的疼痛感。宝妈在给小宝清洗阴囊部位时，动作轻柔、不使劲儿揉搓就可以。

阴囊这个部位，位置靠近肛门，又与阴茎紧挨着，皮肤皱褶多，汗腺、皮脂腺丰富，分泌旺盛，因此容易湿乎乎的，也容易藏污纳垢。阴囊部位需要经常清洗，与小宝洗屁屁的频次保持一致即可，如何给女宝、男宝洗屁屁，我将在本章最后两节专栏中分别讲解。

阴囊部位起湿疹时，用药的具体方法，与上一节内容中，肛门口

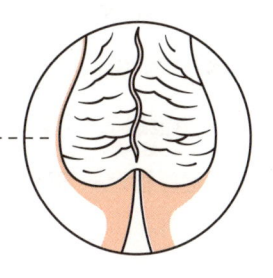

* 阴囊

皮肤皱褶多
皮脂腺丰富

周围起湿疹时的用药方法一样。需要注意的是，宝妈在给小宝用药时，要确保阴囊皱褶处也涂抹均匀，不要太厚或者有遗漏。

外生殖器部位起湿疹时的用药方法

性别	皮疹部位	用药参考
女宝	大阴唇内	肛门口湿疹如何用药？
女宝	大阴唇外及外阴周围皮肤	肛门口周围湿疹如何用药？
男宝	阴囊	肛门口周围湿疹如何用药？
男宝	阴茎（包括龟头）	肛门口湿疹如何用药？

外生殖器部位湿疹用药的注意事项

有的宝妈反馈给小宝外阴用了药物之后没有效果，问询后发现，原因之一就是给小宝外阴涂抹药物后，小宝经常没过多久就尿了，宝妈也没有给小宝补涂药物。尿液冲走了大部分的药物，其实相当于没有用药。

相比大便，小宝小便的频次会更高，因此外生殖器部位起湿疹时，宝妈需要把握好用药的时机，最好选择小宝刚尿完擦干时涂药。**如果用药后30分钟内，小宝尿了（尤其是穿纸尿裤、拉拉裤的小宝）或者清洗屁屁了，宝妈最好检查一下涂药的部位，根据情况酌量补涂药物。**

17 尿布疹（红屁屁）怎么办？

认识尿布疹

尿布疹在医学上又称为"尿布皮炎"，是指尿布区域的皮肤，由湿热、不透气、纸尿裤或拉拉裤反复摩擦、大小便刺激等因素引起的接触性皮炎，俗称"红屁屁""红屁股"。尿布疹的发病部位主要是臀部、大腿内侧、腹股沟区域，经常会累及外生殖器部位及肛周部位。

尿布疹不同于肛周湿疹（肛周湿疹在各个年龄段都有可能发病），主要发病人群是2岁以内的婴幼儿。**2岁以前，小宝每天穿纸尿裤、拉拉裤的时间很久，可以说，一直与尿布疹的刺激因素为伴。**尿布疹频繁出现，严重影响小宝的生活质量（尤其是睡眠质量），"红屁屁"让很多宝妈苦不堪言。

尿布疹发生初期，皮损表现为红斑，边缘较为清晰，随着皮损加重，会陆续出现丘疹、水疱，症状再加重就会出现糜烂、渗出。如果继发细菌或真菌感染，皮损部位容易出现脓疱疹，严重者可能还会出现组织坏死和溃疡的情况。

* 尿布疹

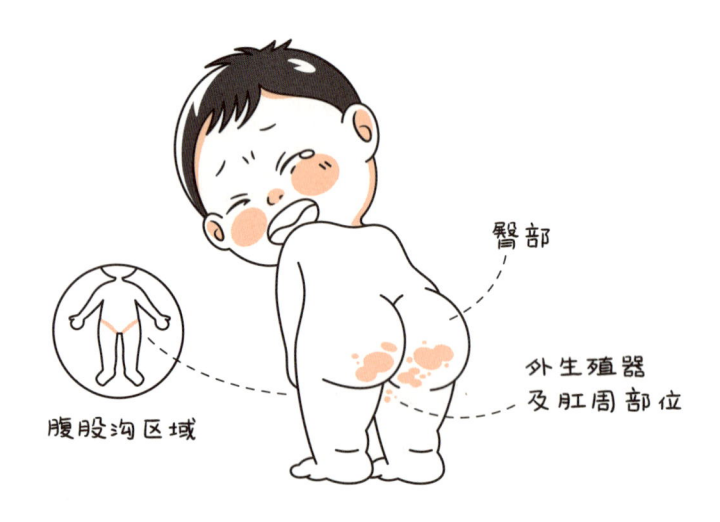

臀部
外生殖器及肛周部位
腹股沟区域

小宝屁屁的日常护理

预防尿布疹最好的办法就是减少接触纸尿裤或拉拉裤、大小便等刺激。宝妈平时可以多给小宝晾晾屁屁,保持皮肤的干爽。小宝刚尿完尿时,比较适合给小宝晾屁屁,一方面,刚尿完后纸尿裤会比较湿热,晾一晾有助于减少湿热时对皮肤的刺激;另一方面,小宝尿完,通常得隔1~2小时再尿,"风险"相对较小。在给小宝晾屁屁的时候,宝妈可以在小宝身子下面垫上大一点的隔尿垫,在小宝外生殖器上方盖上棉柔巾,避免小宝因再次大小便打湿周围的衣物和被褥。

除了经常晾屁屁，及时清洗屁屁也非常关键，尤其是小宝大便以后，要及时清洗。后续的专栏中，我会分别讲如何给女宝宝洗屁屁及如何给男宝宝洗屁屁，宝妈可自行查阅。**洗完屁屁以后，一定要给小宝擦干水并晾一会儿屁屁。**

护臀膏的选择

小宝屁屁晾干后，宝妈需要给小宝涂抹润肤霜或者护臀膏。润肤霜和护臀膏的作用，都是为了隔离大小便。我们之前讲过，润肤产品有霜剂（润肤霜）和乳液（润肤乳）两种类型，霜剂质地厚重可用于隔离大小便，乳液质地清透不适合用来隔离大小便。护臀膏相对润肤霜而言，隔离效果会更好，那我们该如何选择护臀膏呢？

选择护臀膏时要注意成分中不能有激素、抗生素、香精、防腐剂、酒精、色素等。不管是哪种类型的护臀膏，这都是最基本的要求，因为小宝皮肤很娇嫩，皮肤屏障功能发育不完善，上述这些成分有可能刺激小宝的皮肤引发皮肤问题。宝妈在选择时，一定记得看看成分表，建议选择成分简单一点的护臀膏。

目前常用的护臀膏根据有效成分来看，可大致分为3类：第一类是含植物萃取成分（比如红没药醇）的护臀膏，第二类是添加氧化锌成分的护臀膏，第三类是含动物油成分（比如马油）的护臀膏。当然，有的护臀膏可能会同时含有2种及以上的有效成分，限于篇幅，我们对此类护臀膏不展开讨论。

从质地来看，第一类护臀膏质地相对轻盈，容易推开。为了提升隔离的效果，有的护臀膏会添加矿脂、矿油，它的质地会变得稠一些，矿脂、矿油含量越高，质地就会越稠。第二类护臀膏质地会比较厚重，氧化锌含量越高，质地越厚重、越难推开。第三类护臀膏通常质地会比较轻盈，易推开。

从日常护理来看，第一类护臀膏中矿脂、矿油含量低一些的，可以用于日常护理，使用频率为1天1~2次；**矿脂、矿油含量太高则不建议用于日常护理，因其质地黏稠可能会有点闷皮肤，如果用于日常护理，则建议与润肤霜或其他质地轻盈的护臀膏交替使用，1周用3~4次**。第二类护臀膏，按照氧化锌的含量可大致分为低浓度（氧化锌含量≤15%）和高浓度（氧化锌含量>15%）两类。低浓度的可以用于日常护理，**但含有氧化锌成分的护臀膏推开后都会比较干，清洁起来会麻烦一点，因此宝妈在给小宝预防使用时，一定要薄涂，且不建议天天涂抹，可以与润肤霜或其他质地轻盈的护臀膏交替使用，1周用3~4次**；高浓度的护臀膏不适合用于日常护理，即便薄涂，也会使小宝的皮肤变得非常干燥。第三类护臀膏，可以用于日常护理。比如主要成分为马油的护臀膏，能够快速地被皮肤吸收，在皮肤表面形成油状的保护膜，阻断大小便的刺激，清洁起来也很容易，使用频率为1天1~2次。

3类常见护臀膏

分类	有效成分	质地	日常护理频率
第一类	植物萃取物（比如红没药醇）	矿油、矿脂少：质地轻盈	1天1~2次
		矿油、矿脂多：质地黏稠	与润肤霜或质地轻盈的护臀膏交替使用，1周3~4次
第二类	氧化锌	低浓度（≤15%）：质地较厚重	与润肤霜或质地轻盈的护臀膏交替使用，1周3~4次
		高浓度（>15%）：质地厚重	不建议日常使用
第三类	动物油（比如马油）	质地轻盈	1天1~2次

当然，上述护理频率不是一成不变的，不同小宝的肌肤存在个体差异，不能一概而论，宝妈可以根据实际情况进行调整。此外，夏天炎热、易出汗，可以适当增加涂抹次数；天气凉的时候，可以适当减少涂抹次数，宝妈记得给小宝换纸尿裤的时候要随时检查屁屁的情况，根据实际情况来增减涂抹次数即可。

对于轻度的尿布疹，这3类护臀膏通常都可以用于隔离大小便，也往往有一定的收敛或舒缓肌肤的功效。宝妈需要注意的是，使用第一类护臀膏时，要用质地厚重一些的（也就是矿脂、矿油含量高一点的），否则隔离效果不好。对于中度、重度尿布疹，则建议使用含有低浓度氧化锌的护臀膏，隔离效果和收敛效果会更好。高浓度氧化锌护臀膏则需要在医生的指导下使用。

涂抹护臀膏的几个注意事项

涂抹护臀膏时，腹股沟等皱褶部位容易被忽略，宝妈一定要涂抹到位。肛门处容易接触大小便，也需要正常涂抹护臀膏以减少大小便对肛周皮肤的刺激。

护臀膏并不是涂得越多越好，厚度以刚好看不到皮肤颜色为宜，涂得太多反而容易堵塞毛孔，影响皮肤的透气性。涂抹护臀膏前不需要特意进行清洗，当然，为了能够规律地给小宝涂抹护臀膏以免遗忘，宝妈可以在小宝常规洗屁屁并晾干以后涂抹，"洗—晾—涂"三步走，养成好的护理习惯。**涂抹护臀膏后是不需要擦掉的，擦掉了就起不到隔离大小便的作用了。**

如果小宝已经起尿布疹了，护臀膏是不能完全代替药物治疗的。护臀膏主要用于隔离刺激、收敛或舒缓肌肤，达不到药物治疗的效果。当宝妈拿不准，或者是小宝尿布疹比较严重时，一定要带小宝及时就诊，寻求医生的帮助。

纸尿裤的选择和使用

选择并正确使用合适的纸尿裤（或拉拉裤），是预防和减轻尿布疹的又一关键措施。

第一，建议宝妈选用弱酸性的纸尿裤。人体皮肤表面是呈弱酸性的，选用弱酸性的纸尿裤，既有助于维护小宝皮肤表面弱酸性的环境，又有助于抵挡外界细菌的感染。尿液中的尿素会分解产生氨，氨与尿液中的水结合变成氨水（呈弱碱性），由此会破坏小宝皮肤的酸性环境，使用弱酸性的纸尿裤有助于中和尿液中的碱性成分，从而更好地呵护小宝娇嫩的肌肤。

* 选择弱酸性纸尿裤

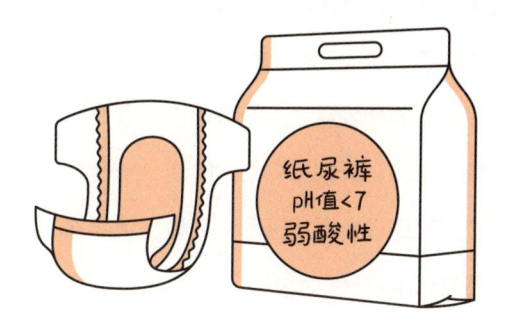

第二，要选用吸收性好的纸尿裤。宝妈可以对纸尿裤的吸收性做一个简单测试，小宝单次尿量基本为20~30毫升，宝妈可以把纸尿裤摊平放在桌子上，倒一小杯水在纸尿裤上，如果水被快速吸收且用手

触碰没有潮湿感，就说明纸尿裤的吸收性不错，如果水吸收很慢或者吸收后纸尿裤表面还湿乎乎的，就说明吸收性不好，不建议选择这种纸尿裤。

第三，纸尿裤要勤换。 通常一个纸尿裤可以用2~2.5小时，纸尿裤上有尿显指示条，指示条变颜色了就说明小宝尿了。宝妈要经常检查小宝是否尿了，不要等到纸尿裤尿满了、小宝因为不舒服而哭闹才去更换纸尿裤。

第四，纸尿裤不是越厚越好。 纸尿裤的吸收性跟厚薄没有必然的关系。不少薄的纸尿裤，用的是高分子吸水树脂，吸收性很好，而且蓬松柔软，穿起来很舒服；而有些厚的纸尿裤，用的是棉纤维，吸收性远不如高分子树脂，而且因为厚，小宝穿起来大腿内侧容易与纸尿裤反复摩擦引发皮疹。宝妈在选购的时候，记得看一下纸尿裤的主要材料是什么，这通常都会标在外包装上。

第五，纸尿裤不要勒太紧。 有的宝妈怕漏尿，会把纸尿裤勒得比较紧，这其实是不对的。纸尿裤勒太紧的话，一是整体的透气性会变差，尿液形成的潮湿环境会更加密闭，二是小宝腰部的皮肤会持续受到摩擦刺激，容易引发皮疹。宝妈给小宝换纸尿裤的时候，给小宝腰部留出1~2指的空隙比较合适，这样既不漏尿，又能保证小宝穿着舒适且透气。在这里要提醒宝妈，小宝长得很快，纸尿裤或者拉拉裤不要囤太多，如果发现尺码小了，就不要再给小宝用了，小宝皮肤的健康是最重要的。

*** 纸尿裤腰部要预留空间**

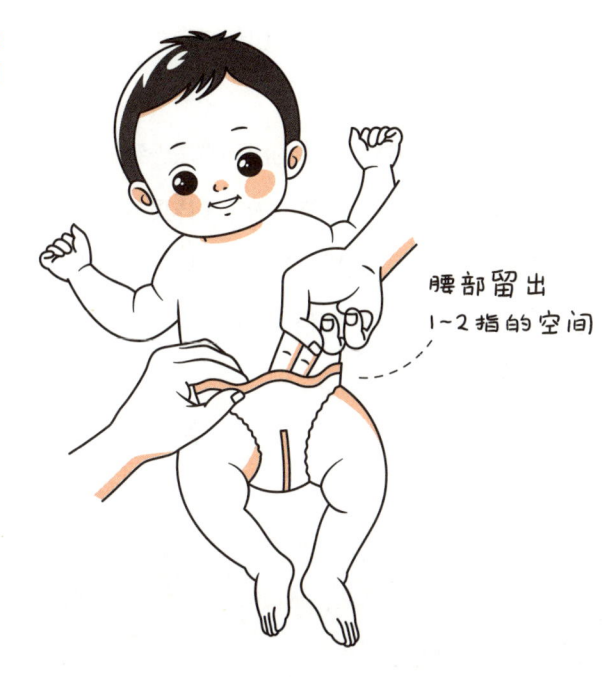

腰部留出
1~2指的空间

最后，给宝妈提一个小建议，**未用过的品牌，宝妈不要一下子囤太多，建议先买试用装给小宝试用**，如果纸尿裤吸收性好，小宝穿着不勒、不漏尿、不起皮疹，那就说明是合适的，宝妈就可以多买一些。跳过试用环节直接买，就有可能买到不合适的，没法给小宝使用，扔掉还浪费。

尿布疹的治疗

做好了日常护理，只是会大大降低起尿布疹的概率，并不意味着小宝就一定不会起尿布疹。如果出现了尿布疹，我们需要使用药物来治疗。

  尿布疹的用药方法与湿疹的用药方法一致，如果是外生殖器部位起尿布疹，用药可参考上一节的内容（详见表格"外生殖器部位起湿疹时的用药方法"），如果是外生殖器以外的部位起尿布疹，用药可参考肛门口周围起湿疹时的用药方法。

专栏 04

如何给女宝宝洗屁屁？

宝妈对小宝生殖器部位的皮肤都比较重视，因为部位的特殊性，无论是在起皮疹时还是日常的清洁护理，宝妈往往都会格外注意。但在门诊中，我发现，有一小部分宝妈会走两个极端：一个极端是觉得外生殖器部位需要时刻保持清洁，一天会给小宝洗好多遍；另一个极端是觉得外生殖器部位皮肤很娇嫩、不能碰，很少给小宝清洗，或者清洗时不敢上手，只用清水淋一淋，这两种方式都是不可取的。接下来我们来讲一下，应该怎样正确地给小宝洗屁屁，女宝宝和男宝宝的护理方式是有区别的，本节我们先来看看给女宝宝洗屁屁的注意事项。给女宝宝洗屁屁，主要关注的是大小阴唇、阴道口和尿道口的清洁。

给女宝宝洗屁屁的方法

我们一般建议宝妈用手给女宝宝清洗，这样更方便掌握力度。**给女宝宝清洗前，宝妈需要先把指甲剪短磨平，以免指甲划伤小宝外阴部位的娇嫩皮肤。此外，宝妈需要用香皂或洗手液把手洗干净，这一**

点很重要，因为大人平时接触的细菌很多，大人对这些细菌有抵抗力，小宝却不具备。一旦宝妈的手没洗干净，给女宝宝清洗屁屁时，容易导致阴道口、尿道口细菌感染。

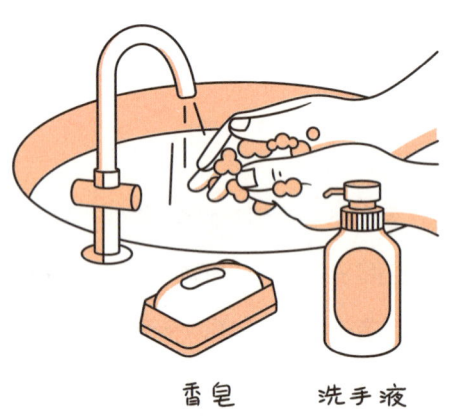

* **宝妈要用香皂或洗手液洗手**

香皂　　洗手液

清洗时，可以用盆洗，也可以使用流动水洗，水温控制在38~40℃。如果用盆洗，宝妈可以将干净的棉柔巾在盆里打湿后给小宝擦洗。**切记，棉柔巾不要重复使用，尤其是小宝大便后，一定是用一张扔一张**，因为用过的棉柔巾上面会粘有排泄物、分泌物、灰尘等，容易把盆里的水给污染了，继续擦洗的时候，有可能弄脏干净的部位。如果方便，最好还是用流动水洗，会更加卫生。使用流动水清洗时，宝妈一定记住，**不要直接用水龙头或者花洒对着女宝宝的屁屁冲，水龙头和花洒的水压往往比较大，有可能会把排泄物、分泌物、灰尘等冲进小宝阴道口、尿道口，从而引发感染。**此外，水压过大也

会对皮肤产生刺激。宝妈需要用手撩着水给小宝清洗,或者安装降压的喷头,让水流缓慢地流出。

不论是用盆洗还是用流动水洗,给女宝宝清洗屁屁的顺序都是一样的,都是从前往后、从上而下,边撩着水边用手指肚捋着洗,如果从后往前洗,则有可能把肛门处的细菌、粪便冲到外阴处,引发感染。这里宝妈需要注意,**要轻轻分开小宝的大小阴唇,不要太用力,尤其是很久都没有清洗时,大小阴唇容易粘连,动作过大,容易伤害到小宝的大小阴唇。**此外,清洗的部位**主要是腹股沟(也就是大腿根部)、大阴唇和小阴唇之间的皱褶和缝隙处,而不是阴道口和尿道口,皱褶和缝隙是最容易藏污纳垢的地方,也是容易有分泌物、尿液、粪便残留的地方,宝妈一定要把这些皱褶和缝隙处仔细清洗干净。**通常来讲,阴道口和尿道口不需要用手去捋着洗,撩着清水冲一下即可。

* **边撩着水边用手指肚捋着洗**

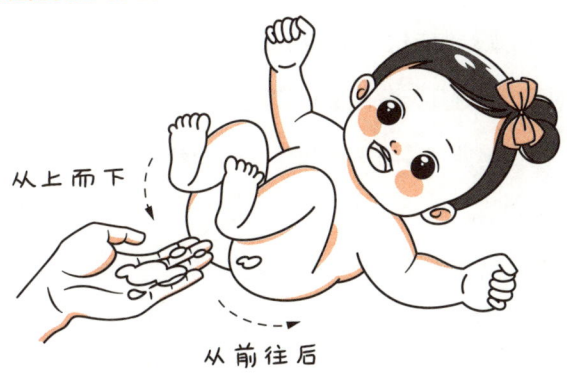

棉柔巾、毛巾和湿巾的要求

如果宝妈手部皮肤粗糙，则不建议用手去洗，以免伤害到小宝的外阴皮肤，宝妈可以用棉柔巾或者婴幼儿专用毛巾，但是注意动作要轻柔一点。棉柔巾和毛巾都需要是纯棉的，这样质地柔软，不容易刺激到小宝外阴的皮肤。棉柔巾用完后就扔掉，不要重复使用。毛巾用完后，要及时清洗干净，然后放阳光下暴晒或者放消毒柜消毒。

在室外的时候，纯棉湿巾用起来会很方便，但宝妈一定要牢记，湿巾不仅需要是纯棉的，还需要不含有酒精、重金属、荧光增白剂等，这些成分都有可能刺激小宝的皮肤。而且用湿巾擦洗的时候，不要重复使用，以降低细菌感染的风险。

清洗时需要用沐浴露吗？

沐浴露的清洁力度比清水强，通常起泡沫的比不起泡沫的清洁力度强。如果是给小宝常规清洗屁屁，只用清水就可以。如果小宝有红屁屁等皮肤问题，此时皮肤屏障功能受损，建议只用清水清洗。如果小宝大便了或者好几天没有清洗屁屁了，则建议用沐浴露，最好是起泡沫的。沐浴露要用婴幼儿专用的，不能使用成人的，成人的沐浴露清洁力度会更强。

有的宝妈会用香皂，这是不建议的。香皂碱性强，很容易对小宝外阴皮肤产生刺激，同时有可能破坏阴道的酸性环境和菌群平衡。**阴**

道内有多种菌群，菌群处于平衡状态，维持阴道内的酸性环境，可以抑制致病菌的生长，对阴道有保护作用。酸性环境破坏及菌群失衡，都会增加阴道感染的风险。

肛门处的清洗

洗完外阴后，最后给女宝宝洗肛门处。不论小宝是否大便了，都建议宝妈在给小宝洗屁屁时，清洗肛门。清洗完以后，宝妈要记得用香皂或者洗手液把手洗干净，避免手上的脏东西粘到小宝身上。

清洗后，要晾一会儿

给小宝洗完屁屁后，宝妈要用棉柔巾轻轻蘸干水分，然后把小宝放在隔尿垫上晾5~10分钟，再涂上润肤霜或护臀膏，最后穿上纸尿裤或者拉拉裤。

在这里，有三点需要再次强调一下：第一，皱褶部位和大腿根注意不要遗漏；第二，一定要晾一会儿，让水分充分挥发，如果天气凉，怕小宝晾干时受凉，可以用吹风机给小宝吹一吹，注意电吹风温度不要太高，强度也不要太大，风要柔和，最好使用婴幼儿专用的吹风机；第三，要涂抹润肤霜或者护臀膏，尤其是皱褶部位和大腿根。

* 可以用婴幼儿专用吹风机吹干屁屁

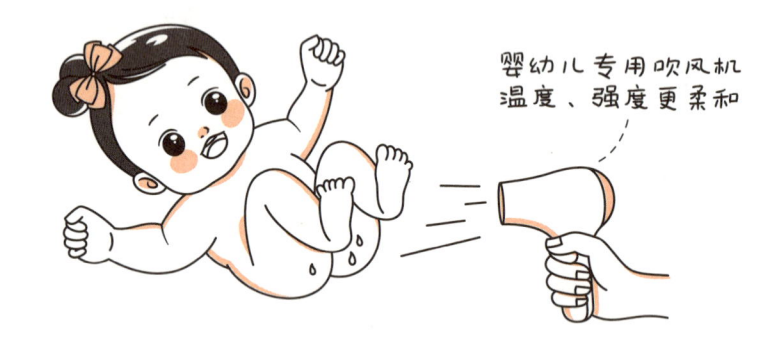

婴幼儿专用吹风机温度、强度更柔和

清洗的次数

<u>正常情况下每天清洗1~2次即可，清洗时不要用手反复揉搓，有的宝妈一天给小宝洗好几遍，力度掌握不好，反而容易刺激外阴部位，引起阴道口和尿道口发红。</u>如果小宝处在穿纸尿裤的阶段，宝妈可以根据小宝大便情况适当增加清洗的次数，以保持小屁屁清洁、干爽为准。

清洁不到位会有哪些表现？

如果长期清洁不到位，可能会反复出现尿布疹，小宝会感觉瘙痒难受。大小阴唇之间的分泌物如果没有及时被清理，集聚过多有可能会凝固成块状，时间长了，这些块状固体会连在一起，导致阴唇粘连。这种情况，宝妈就不要自行去分开大小阴唇了，需要带小宝线下就诊，请医生帮忙分开。分开的过程中小宝会有疼痛感，甚至会哭闹得厉害，宝妈要有心理预期。更严重的情况是，除了阴唇粘连，这些长期集聚的分泌物有可能引起阴道口和尿道口的感染，进而引发高热。

* **阴唇粘连**

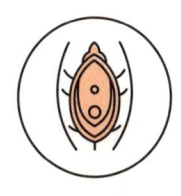

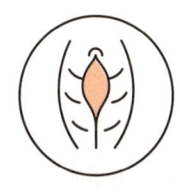

正常情况　　部分粘连　　完全粘连

当然，宝妈不要看到女宝宝外阴部位有分泌物就过度担心，女宝宝在刚出生的那几天，阴道会有一些白色、黄色或是透明的分泌物，这是由于母体的雌激素通过胎盘进入胎儿体内并维持在较高水平。小宝出生后，与母体雌激素来源中断，体内雌激素水平突然降低，导致子宫内膜脱落，形成了这些分泌物。这是正常现象，也是我们常说的"新生儿假白带"。这些分泌物不需要特殊处理，对于女宝宝的阴道黏膜还有一定的保护作用，宝妈只需要用清水简单清洗一下小宝大小阴唇缝隙间的分泌物即可，不要扒开大小阴唇去冲洗阴道内的分泌物。

专栏 05

如何给男宝宝洗屁屁？

说完女宝宝，我们再来看男宝宝。给男宝宝洗屁屁，同样需要注意避免走两个极端：一是一天洗特别多次，二是很久都不洗一次。相对女宝宝来讲，男宝宝的外生殖器部位会好护理许多，而且不易感染。给男宝宝洗屁屁，主要关注的是包皮和阴囊部位的清洁。

给男宝宝洗屁屁的方法

给男宝宝洗屁屁时，关于洗手的要求、盆洗和流动水洗的注意事项，与上一节如何给女宝宝洗屁屁中的相关内容一样，这里就不再赘述了，虽然男宝宝不像女宝宝那样有较高的阴道口、尿道口感染风险，但还是建议宝妈在清洗时，遵循同样严格的要求。

给男宝宝洗屁屁时，也遵循从前往后的顺序。清洗小宝阴茎时，尿道口通常不需要特殊清洁，用手撩着清水冲洗一下就可以。在3岁以前，小宝通常存在生理性包茎，即包皮和阴茎存在轻度的粘连，因此不建议过早、强行下翻包皮，否则容易导致局部充血、水肿，给小宝阴茎造成伤害。在3岁之前，如果小宝的阴茎没有明显不适的症状，就可以不用下翻包皮清洗龟头；如果小宝有不舒服的症状（如龟头红肿、疼痛、瘙痒等），宝妈可以尝试下翻包皮露出龟头，用手指肚轻轻撩着水洗一洗龟头。**宝妈切记动作一定要慢、要轻柔，并时刻关注小宝的反应，如果下翻时，小宝有不舒服的表现，就建议宝妈带小宝到院就诊，请医生来操作。**

* **给男宝宝洗屁屁**

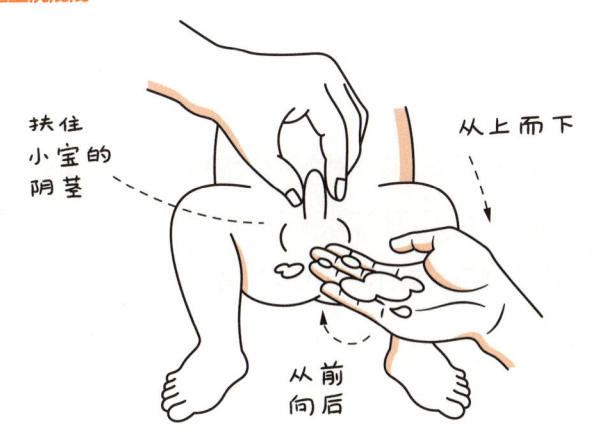

扶住小宝的阴茎

从上而下

从前向后

3岁以后，宝妈可以常规给小宝清洗龟头和冠状沟部位，冠状沟部位就像女宝宝大小阴唇之间的缝隙一样，很容易藏污纳垢，尿垢、包皮内皮脂腺分泌物、皮肤脱落物等黏附在一起会形成包皮垢，包皮垢对龟头、包皮和冠状沟都会产生刺激，长时间不清洗，包皮垢会越积越多，最后形成包皮粘连，导致包皮难以下翻，还容易诱发龟头炎等疾病。清洗冠状沟时，宝妈可以用手撩着清水，用手指肚给小宝清洗。洗完以后，用棉柔巾轻轻蘸干冠状沟处的清水，避免残留液体给皮肤带来刺激，引发冠状沟部位和尿道口的红肿。

当然，这几个时间点只是临床经验，医学上没有一个固定的数值。有的小宝的包皮并不长，可能3岁前包皮就能轻松地下翻，在这种情况下，宝妈在给小宝洗屁屁时，也可以正常地清洗冠状沟。还有的小宝，不仅包皮很长，还存在包茎，也就是包皮紧紧地包住阴茎部分，即便是在3岁以后，下翻包皮时也会感觉非常困难，连尿道口都露不出来，更不要说冠状沟了。这种情况，建议宝妈带小宝到泌尿外科就诊，不要强行下翻，以免对小宝的阴茎造成伤害。有的小宝虽然包皮不是又长又紧，但是到了四五岁时，仍旧很难下翻包皮，宝妈操作时，小宝会有疼痛感，这种情况很有可能是包皮和龟头、冠状沟之间的包皮垢没有得到及时的清理，时间久了发生了粘连，这种情况一定要去医院就诊，因为分离的过程中小宝会比较痛苦，宝妈切勿自行操作。

* **包皮过长导致包茎**

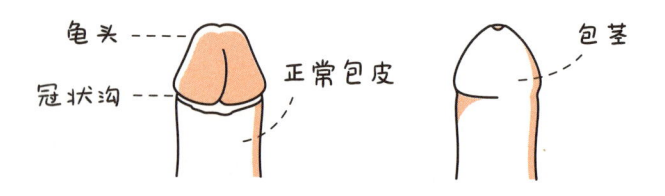

阴茎根部也是需要重点清洗的部位，不少宝妈容易忽略。宝妈给小宝清洗时，可以一只手扶住小宝的阴茎中部，用另一只手撩着清水清洗。

　　阴囊上有丰富的汗腺，所以阴囊部位总是容易湿乎乎的。潮湿的环境也容易诱发阴囊部位的湿疹，因此阴囊的清洁、干燥尤其重要。阴囊上面的皱褶很多，宝妈在清洗的时候，要多冲洗一会儿。

一些注意事项

　　关于肛门的清洗，棉柔巾、毛巾和湿巾的要求，清洗的次数，清洗后的护理，均与女宝宝的清洗要求一致，宝妈可以查看上一节对应的内容。重点强调的是，洗完以后，包皮内、阴茎根部、阴囊、腹股沟（也就是大腿根部）这几个地方，一定要用棉柔巾轻轻蘸干，并晾一会儿，让上面的水分充分挥发。

　　同样不建议使用碱性香皂来给男宝宝洗屁屁，不论是龟头、冠状沟、包皮还是阴囊，这些部位皮肤都比较娇嫩，碱性香皂容易对皮肤产生较强的刺激。

　　包皮何时能够下翻、是否能够顺畅下翻，都是因人而异的。也跟小宝日常的清洗护理有关，宝妈在给小宝下翻包皮时，一定要动作轻柔，如果感觉下翻有难度，则不建议强行操作，最好寻求医生的指导和帮助。

第五章

一种特殊类型的湿疹：
特应性皮炎

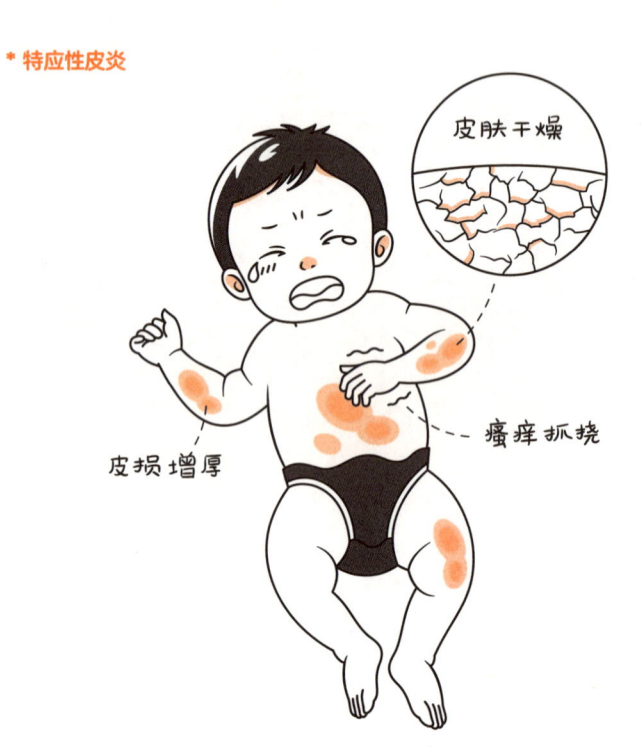

01
认识特应性皮炎

* **特应性皮炎**

皮肤干燥

皮损增厚

瘙痒抓挠

什么是特应性皮炎？

特应性皮炎在临床中很常见，是一类特殊的湿疹，又被称为"特应性湿疹"，曾经也被称为"异位性皮炎""遗传过敏性皮炎"，英文名称叫作 Atopic Dermatitis，所以常被简称为 AD。不同的医生，对特应性皮炎的称呼可能有所不同。有的医生会称其为"慢性湿疹"，其实也没有太大问题，因为特应性皮炎的基本特征之一就是具有慢性湿疹样皮损（皮损增厚），并且患病时间长，很容易复发。过去二十多年，特应性皮炎在全球的发病率逐渐升高。相比普通湿疹，特应性皮炎有其特殊性，比如瘙痒剧烈、皮肤很干燥、病情特别顽固且容易反复发作，小宝患有特应性皮炎后，生活质量（尤其是睡眠质量）会很受影响，这也是很多宝妈为之苦恼的主要原因。

与普通湿疹一样，特应性皮炎的病因尚不明确，目前认为与多种内外因素有关，比如遗传因素、免疫异常、皮肤屏障功能紊乱、环境变化（如气温急剧变化、气候异常干燥、环境中粉尘很多）、精神紧张（如考试前压力陡增）、情绪压抑焦虑（如父母经常争吵、家庭氛围紧张）等。其中，遗传因素是特应性皮炎发病最主要的原因。如果父母一方患有特应性皮炎，则孩子出生后3个月以内发病的概率约为25%，2岁以内发病的概率可达50%；如父母双方都患有特应性皮炎，则孩子在2岁以内发病的概率可接近80%。

* **特应性皮炎与多种因素有关**

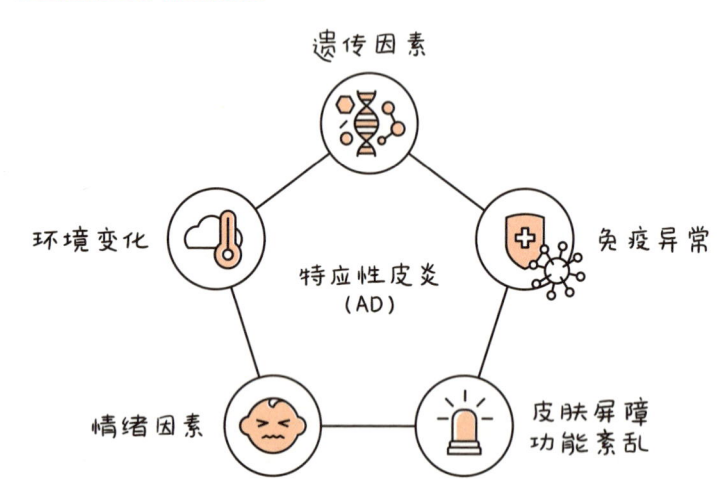

遗传因素 / 免疫异常 / 皮肤屏障功能紊乱 / 情绪因素 / 环境变化 → 特应性皮炎（AD）

特应性皮炎的4个阶段及表现

根据不同年龄段的表现，特应性皮炎一共可分为4个阶段，婴儿期（出生至2岁）、儿童期（2岁以上~12岁）、青少年与成人期（12岁以上~60岁）、老年期（60岁以上）。

婴儿期发病时，通常容易先在面颊部出现皮损，如红斑、丘疹、疱疹等，以急性湿疹表现为主，往往边界不清，皮疹瘙痒严重，在小宝抓、挠、蹭以后，皮疹部位常伴有明显抓痕和渗出，甚至是糜烂和结痂。在发病后期皮损部位易扩展蔓延到头皮、颈部、躯干和四肢伸侧，有时候与急性湿疹比较难区分。

儿童期发病往往是由婴儿期发展而来，当然也可能不经过婴儿期这个阶段，在小宝2岁以后直接发病。这个阶段的皮损多发生在面部、颈部、肘窝、腘窝和小腿伸侧，以亚急性和慢性皮损为主要表现，皮疹往往干燥肥厚，有明显苔藓样变，渗出相较婴儿期会减轻许多，如果护理不当或遇到刺激，容易出现一过性的加重。这个时期皮疹引发的瘙痒症状仍非常严重，小宝往往会忍不住去抓挠，尤其是在睡觉时，瘙痒剧烈会严重影响小宝的睡眠质量。皮疹到儿童期这一阶段就比较容易确诊了，很少会跟普通湿疹混淆。

* 婴儿期和儿童期的特应性皮炎

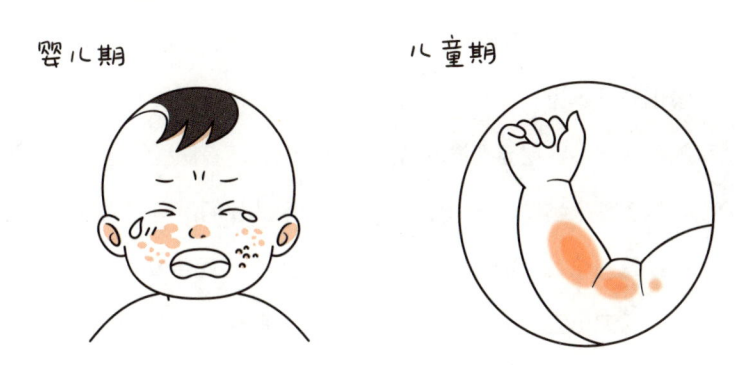

青少年与成年期的皮损和儿童期的皮损类似，也是以亚急性和慢性皮损为主，主要发生于肘窝、腘窝、颈前等部位，也可以发生于躯干、四肢、面部、手部，皮疹多干燥肥厚。老年期的特应性皮炎是近几年来逐渐被重视的一个特殊类型，皮损范围往往比较大，且皮疹往往更加严重。

02
如何判断小宝是不是患特应性皮炎？

特应性皮炎在各个年龄段均可能发病，通常初次发病于婴幼儿阶段，1岁以前发病患者数约占全部患者数的50%，但近些年发现，晚发患者也并不少见。特应性皮炎的发病过程往往比较长，发病初期症状可能不典型，容易与普通的湿疹混淆，但是随着病程的延长，典型的症状可能越来越多，这时候才能确诊，因此我们常说：**"特应性皮炎的诊断是一个动态的过程。"** 门诊中经常有宝妈带着1个月左右的小婴儿来问询小宝是不是患了特应性皮炎，其实，在这个月龄，如果症状不典型，我们医生也很难给出诊断，只能建议宝妈随访观察。这一节，我们就来讲一下特应性皮炎的诊断标准，以方便宝妈更好地了解这一疾病。

特应性皮炎的诊断标准

目前国际上有很多关于特应性皮炎的诊断标准，我们国内皮肤科医生常推荐使用的有3个标准：威廉姆斯诊断标准、张氏中国特应性皮炎诊断标准（推荐用于青少年和成人特应性皮炎的诊断）和姚氏中国儿童特应性皮炎诊断标准。根据临床经验，我们中国的诊断标准相较于威廉姆斯诊断标准，对国人特应性皮炎的诊断敏感性更高。为方便宝妈查阅，我将2个中国诊断标准的内容以表格形式进行汇总，分别如下。

中国标准1：张氏中国特应性皮炎诊断标准（适用于青少年和成人）	
项目	内容
条件1	病程超过6个月的对称性湿疹
条件2	特应性个人史和（或）家族史（包括湿疹、过敏性鼻炎、哮喘、过敏性结膜炎等）
条件3	血清总IgE升高
	外周血嗜酸性粒细胞升高
	过敏原特异性IgE阳性（IgE检测2级或2级以上为阳性）
确诊	符合条件1，外加条件2或条件3中的任何1条可诊断为特应性皮炎（需排除接触性皮炎、湿疹血小板减少伴免疫缺陷综合征、高IgE综合征、淋巴瘤等疾病）

张氏标准适用于青少年和成人，这时候皮损的临床表现主要以慢性炎症为主，大多很典型，但是诊断标准里的条件3，需要到医院检测后才能得知，无法居家自行判断。

中国标准2：姚氏中国儿童特应性皮炎诊断标准（适用于儿童）			
项目	内容		
条件1	瘙痒：有明显搔抓行为		
条件2	典型的形态和部位（屈侧皮炎）		儿童面部（如两颊有红斑、丘疹等皮疹）和肢端受累（可能出现在手腕、脚踝等部位）
	非典型的形态和部位同时伴发干皮症	典型的湿疹样皮疹发生在非屈侧部位：头皮皮炎、眼睑湿疹、乳头湿疹、外阴湿疹、钱币状湿疹、指尖湿疹、非特异性手部或足部皮炎/特应性冬季足、甲或甲周湿疹和身体其他部位的湿疹样皮疹	
		非典型湿疹样皮疹：单纯糠疹、唇炎、耳下和耳后/鼻下裂隙、痒疹、汗疱疹、丘疹性苔藓样变异	
条件3	慢性或慢性复发性病程：常持续较长时间，病情时轻时重，反复发作		
确诊	同时满足以上3个条件，且排除接触性皮炎、脂溢性皮炎、银屑病等，即可诊断为特应性皮炎		

姚氏标准适用于儿童，但是条件2当中很多是对皮损表现的专业判断，对于宝妈而言，要区分典型的形态和部位，还有非典型的表现等，其实是有一定难度的。尤其是在婴幼儿阶段，皮疹更倾向于急性、渗出的表现，这时候的刺激因素更多，包括热、口水、饮食等，通常越小的小宝判断起来影响因素越多，难度越大。

宝妈如何居家自检？

上述 2 个中国诊断标准，主要是皮肤科医生使用，宝妈如果没有医学背景，很难按照上述诊断标准进行实操。为了方便宝妈居家自检，结合国内外的诊断标准和临床经验，我总结了一套特应性皮炎自查方法，无须要求太专业的医学背景，可操作性会强一点。这套方法有以下 5 个条件，如果满足其中 3 个及 3 个以上的条件，我们就高度怀疑小宝可能有特应性皮炎。

1. 全身皮肤干燥

特应性皮炎的特征之一就是皮肤非常干燥。这里所说的皮肤干燥是指全身大面积的、程度很严重的干燥，通常可见干燥的白色鳞屑，以冬季小腿伸侧最为明显，有的甚至能看见纵横交错的皮肤纹理或出现干裂。这一点可以与普通的湿疹相区分：普通湿疹皮损部位以外的皮肤，通常是不会有大量的干燥的白皮儿；**而患特应性皮炎的小宝几乎全身皮肤都干燥，皮损部位在干燥的基础上会出现红斑、丘疹甚至是糜烂等。**

2. 有特殊的皮疹表现

特应性皮炎的皮疹特点与普通湿疹的类似，也有多形性、对称性、渗出性等，但相比普通湿疹，特应性皮炎在病程和发病部位上有其特殊之处，具体如下表。

特应性皮炎与普通湿疹的不同之处

区别	项目	具体内容
病程	2岁以后仍然严重	婴幼儿的皮肤屏障功能在2岁左右基本发育完善，皮肤的抵抗力基本接近成人，因此普通湿疹通常在小宝2岁以后会明显好转。但特应性皮炎患儿的皮肤屏障功能发育缓慢，通常在2岁的时候仍然很脆弱，容易反复出现湿疹样皮损
发病部位	肘窝、腘窝	中医对特应性皮炎的叫法为"四弯风"，所谓"四弯"指的就是2个肘窝（胳膊屈侧，即胳膊弯处）和2个腘窝（膝关节屈侧，即腿弯处），有特应性皮炎的小宝这4个部位的皮损易反复发作、时轻时重、自觉剧烈瘙痒。皮损好转时，可能身上其他地方都光滑，但4个窝窝处通常仍有少许皮疹，每次复发的时候也最容易从这四个窝窝处开始加重
发病部位	耳根	耳根指耳垂与面部交界处，即常说的耳朵根。有特应性皮炎的小宝容易出现耳根裂口，尤其是到了冬季，裂口处又疼又痒，小宝会很难受。在平时护理时，耳根部位也容易被忽略，有特应性皮炎的小宝，这个部位的皮疹往往比较容易反复发作
发病部位	眼睑	有特应性皮炎的小宝通常眼睛周边容易红通通的，眼睛像肿了一样，眼睑皮肤往往脱皮严重，有时候下眼睑会伴有明显的血液淤滞，看着像有黑眼圈一样

3. 伴有严重的瘙痒

相比普通湿疹的瘙痒症状，特应性皮炎的瘙痒有如下3个特点：

首先是程度很重。 小宝会不停地抓挠，甚至把皮肤抓破出血了也难以收手，皮疹部位又痒又疼，会导致小宝哭闹不止、情绪烦躁。

其次是时间长。 不论白天晚上，特应性皮炎都容易出现瘙痒，尤其是夜间症状往往会加剧，导致小宝烦躁不安、频繁醒来，严重影响小宝的睡眠质量。

最后是面积大。 有皮损的部位瘙痒最重，没有皮损、看似"正常"的皮肤往往也会有瘙痒的症状，小宝也容易忍不住去抓，因此这些地方虽然没有皮疹，但常常会看到干燥的白皮儿和抓出的血印。

饱受特应性皮炎困扰的宝妈，往往最大的心愿就是控制住小宝的瘙痒症状，门诊中就有宝妈这样对我说道："李医生，我现在已经不奢求皮损能痊愈了，只要小宝能不痒不抓、好好睡觉，我就满足了，小宝从出生到现在没睡过一个安稳觉……"而这样的宝妈，不在少数。

4. 小宝是过敏体质

小宝如果是过敏体质，则患有特应性皮炎的概率会高一些，这里所说的过敏，不只是说皮肤过敏，还包括其他部位的过敏。

皮肤过敏时，小宝容易出现顽固的皮疹，皮疹有多种类型，如红斑、丘疹等湿疹样的，也有风团、水肿等荨麻疹样的，通常会伴有一定程度的瘙痒。

消化道过敏时，容易出现恶心、呕吐、腹胀、腹泻等症状，严重时甚至出现消化道出血、血便等情况。

呼吸道过敏时，会出现鼻塞、打喷嚏、流鼻涕、呼吸不畅等症状，夜间容易出现咳嗽、哮喘等情况。

眼部过敏时，会出现眼角分泌物增多、眼痒、眼睑肿胀、眼睛红肿等症状。

当消化道、呼吸道或眼部过敏时，除了相应系统的症状外，通常皮肤症状也会较早出现，甚至有时也可能是最早出现的，因此，即使小宝在早期只有皮肤症状出现，没有其他系统的过敏表现，也需要随访观察，后续其他系统的过敏症状可能会越来越明显。出现过敏症状时，宝妈需要带小宝到相应的科室（消化内科、呼吸科、耳鼻喉科、眼科等）诊治。

5. 有家族过敏史

如果小宝的血亲，如父母、兄弟姐妹、爷爷奶奶、姥姥姥爷、叔叔姑姑、舅舅阿姨等是过敏体质的话，那小宝是过敏体质的可能性也相对会大一些。过敏体质的判断可参考上一条的内容。

特应性皮炎居家自检

- [ ] 1. 全身皮肤干燥
- [ ] 2. 有特殊的皮疹表现
- [ ] 3. 伴有严重的瘙痒
- [ ] 4. 小宝是过敏体质
- [ ] 5. 有家族过敏史

这5个条件中,如果符合3个及3个以上,则小宝患有特应性皮炎的可能性较大;如果只有1~2个,只能说目前来看小宝患有特应性皮炎的可能性不大,但即便如此,宝妈仍需要继续观察,正如我们之前反复强调的,特应性皮炎的症状通常不是一下子就全部表现出来,而是一个动态的过程。

03
特应性皮炎护理和治疗的特殊性

上一节我们讲了特应性皮炎的诊断标准，以及宝妈如何在家进行自查，学会自查，尽早发现、尽早诊断，对小宝后续的护理和治疗都是很重要的。对于特应性皮炎，与其说是治疗，不如说是管理，因为目前没有一种药物可以解决特应性皮炎所有的问题，也没有特效药可以根治特应性皮炎。我们需要从各个方面入手来管理病情，做好特应性皮炎的日常护理和治疗。在这一节，我们主要看一下，特应性皮炎在日常护理和治疗时的几个特殊之处。

保湿润肤非常重要

特应性皮炎的日常护理，最重要的就是做好保湿，这是后续治疗的基础。患特应性皮炎的小宝通常皮肤很干燥，干燥的皮肤就像是千疮百孔的墙壁，抵挡不住外界的刺激，这时需要大量使用润肤产品，帮助修复皮肤屏障，增加皮肤的抵抗力。润肤产品建议使用霜剂，润霜的保湿效果通常比润肤乳要好。特应性皮炎的保湿方式和普通湿疹的保湿方式有很大不同，使用的润肤霜剂量会很大，我们常用刷墙时候的"糊腻子"这个词，来形容怎么给有特应性皮炎的小宝抹润肤霜。量化下来，在早期小宝皮损严重的时候，每天使用的剂量可多达50~100克，好转后的维持阶段，每天也需要20~50克。为了增加保湿的效果和方便宝妈操作，有几个细节供宝妈参考，具体如下。

* **特应性皮炎小宝润肤要厚涂**

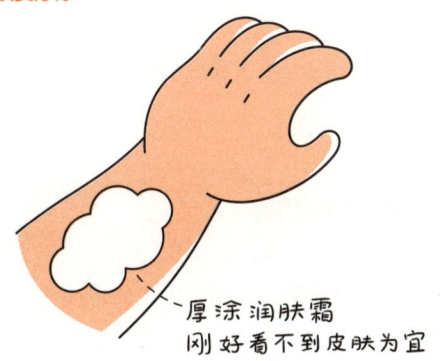

厚涂润肤霜
刚好看不到皮肤为宜

如何给患特应性皮炎的小宝抹润肤霜	
1	小宝洗完澡后，宝妈不要将小宝身上的水完全擦干，可以在还有一些水珠的时候，立刻涂抹润肤霜，此时保湿效果更佳
2	宝妈可以戴上大小合适的一次性手套，保持手部干净卫生以避免皮肤感染，同时防止徒手涂抹时蹭走润肤霜

（续表）

3	特殊部位的保湿细节如下 （1）眼睑部位的保湿：宝妈可以事先将润肤霜在掌心对搓均匀后，再用手掌从上往下进行涂抹，此时小宝会本能地闭眼，可以避免润肤霜进到眼睛 （2）手或是口周的保湿：宝妈可以在小宝睡着的时候轻轻涂抹，从而降低小宝误食润肤霜的可能
4	润肤霜需要厚涂，厚度以刚好能透过润肤霜看到皮肤颜色为宜，润肤后宝妈可直接给小宝穿上衣服，不用等润肤霜干了再穿

保持凉快同样重要

小宝的新陈代谢旺盛，活动量大，体温往往会比成人要高一点。有特应性皮炎的小宝体内免疫反应剧烈，也容易导致体温升高。温度较高会加重皮肤瘙痒的感觉，而且温度高小宝容易出汗，汗液也会刺激皮肤加重炎症和瘙痒。因此保持皮肤凉快对有特应性皮炎的小宝来说很重要。**尤其是在需要厚涂润肤霜的时候，如果体温较高，小宝会感觉很不舒服，容易抗拒润肤。**所以，家里温度高时，宝妈一定要及时开空调。

常规的治疗方法有哪些？

下面我们来了解一下，特应性皮炎的常规治疗方法。

	特应性皮炎的常规治疗方法	
1	基础治疗	主要包括规律地清洁和润肤、避免接触可能的刺激因素
2	外用药物治疗	主要包括外用糖皮质激素药膏及非激素药膏（如钙调磷酸酶抑制剂）等
3	系统治疗	主要包括口服抗组胺药物、糖皮质激素药物及免疫抑制剂
4	紫外线疗法	主要是使用窄谱UVB光疗仪或者UVA1光疗仪等

具体的治疗方法和细节，需要宝妈和医生共同商讨决定，我们就不展开细讲了。

中重度特应性皮炎可选择创新药物

对于中重度特应性皮炎，常规的治疗方式往往难以压制其症状，而加大药量和延长用药时间可能会带来一些副作用。这个时候，可以考虑使用创新药物，包括一些生物制剂和小分子的药物，如度普利尤单抗、JAK激酶抑制剂等。如果小宝的特应性皮炎程度较重，使用传统治疗方法效果不太理想或停药后易复发，宝妈可以咨询专业的皮肤科医生，和医生一起商讨是否使用创新药物。目前这些药物也在陆续纳入医保，治疗费用相比过去会少很多，这也是患特应性皮炎小宝的一大福音。

长期与激素药膏为伴

普通湿疹和特应性皮炎的一线治疗方案都是外用糖皮质激素药膏，但前者可能1~2周就能痊愈，而特应性皮炎却可能会反复发作，有时候治疗了2~3周，皮损才勉强修复、止痒，如果中间护理不当受到刺激了，皮损还可能加重，所以整体的治疗周期通常都会比较长。宝妈需要提前做好心理准备，有特应性皮炎的小宝是需要和激素药膏长期相伴的。宝妈切记，不要一味地追求无激素的治疗方案，特应性皮炎用激素药膏治疗尚且顽固而反复，无激素的治疗效果就更不理想了。小宝的瘙痒症状无法得到有效的控制，既影响正常生活，又会耽误疾病的治疗。

糖皮质激素药膏是快速消炎止痒的首选，在国内外的诊疗指南中都是一线用药。**治疗特应性皮炎的时候，激素药膏的用量和使用周期都会超过普通湿疹，这时宝妈要在医生的监督和指导下用药，以最大限度地规避激素药膏的副作用。**

非激素药膏是个好帮手

非激素药膏在特应性皮炎的治疗中，也会起到很大的作用。在皮损症状较轻微的时候，如皮损刚刚出现或刚刚复发不严重时，或者已经使用激素药膏治疗后，病情基本得到缓解和控制，仅剩余轻微皮损时，可以使用非激素药膏来维持治疗。常用的非激素药膏有他克莫司软膏、吡美莫司乳膏、克立硼罗软膏等。

早期使用非激素药膏时，可能会出现皮肤灼热、发红、刺痛等情况，婴幼儿可能不太会表达，往往抹上药膏不久后就容易哭闹。**为了减少此类不适感，宝妈可以将药膏放入冰箱冷藏，涂药之前10分钟左右拿出来，趁药膏还凉的时候给小宝涂上，可缓解烧灼感**。另外，在早期使用时，要少涂薄涂，然后慢慢增加到正常剂量。也可以先薄涂一层润肤霜（乳），然后再涂上非激素药膏，抑或是先和激素药膏混合一起使用，再慢慢地减少、撤掉激素药膏。

协同治疗其他过敏性疾病

有特应性皮炎的小宝往往是过敏体质，除了湿疹样皮疹以外，通常还会伴有荨麻疹、过敏性鼻炎、过敏性结膜炎、哮喘、食物过敏等情况。一旦存在相应的表现，宝妈首先要带小宝去相应科室就诊，如果确诊了其他过敏性疾病，则需要同时治疗。体内的过敏反应是相通的，有时候身体其他系统的过敏反应没控制好，会间接加重皮肤的过敏反应。

第六章

区分荨麻疹和湿疹

01
另一类常见的
过敏性皮肤病：荨麻疹

* 荨麻疹

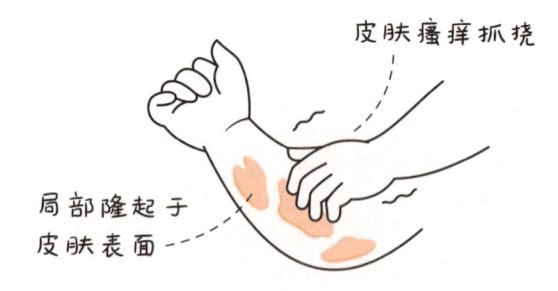

皮肤瘙痒抓挠

局部隆起于
皮肤表面

经常会有宝妈来咨询我这样的问题："李医生，荨麻疹是湿疹吗？用药方法一样吗？"

虽然荨麻疹和湿疹都是皮肤科非常常见的过敏性皮肤病，而且往往都有瘙痒症状，但荨麻疹不是湿疹，两者是不同的疾病，在临床表现和治疗上也存在很大区别。前文我详细介绍了湿疹，最后这一章，我们来大概了解一下荨麻疹。

什么是荨麻疹？

荨麻疹又称为"风疹块""风疙瘩"，"风疙瘩"的称呼很形象，因为荨麻疹常常像"风"一样，一下子吹过来（出现很快），很快又吹走了（消退也很快，且大多不留痕迹）。在我国，荨麻疹的发病率约为23%，也就是每5个人当中就有1个人得过荨麻疹。荨麻疹在各个年龄段都有可能出现，整体来看，女性的发病率比男性要高。荨麻疹并非感染性疾病，不具有传染性，但极易复发，很影响生活质量（尤其是睡眠质量）。

荨麻疹是由于皮肤、黏膜小血管扩张，渗透性增加而出现的一种局限性水肿反应。它的病因复杂，多数情况下，是找不到明确原因的。按照诱因的来源通常可分为两大类：外源性诱因和内源性诱因，前者包括食物、药物、吸入物（如花粉、尘螨）、物理刺激（如摩擦、气温变化、日晒）等，后者包括精神因素（如紧张、抑郁）、遗传因素、内分泌紊乱、系统性疾病（如肾病、风湿热）等。

部分外源性诱因

食物　　药物　　花粉　　摩擦　　气温变化　　日晒

部分内源性诱因

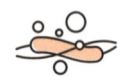

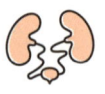

精神因素　遗传因素　内分泌紊乱　肾病　风湿热

荨麻疹的症状

荨麻疹的症状主要表现为风团和血管性水肿，其中以风团为主，其出现的概率远超血管性水肿，有时风团和血管性水肿会合并出现。

风团是一种隆起的水肿性团块，常见于躯干、四肢等部位，大小和形态不一，边界清晰，风团有时候是一个孤立存在的团块，有时候会逐渐蔓延融合成片，常常伴有瘙痒症状。小的孤立的风团看上去像蚊子包一样，但是跟蚊子包相比，硬度会软一些，中心不会有小眼儿或者小水疱，通常在24小时内完全消退，甚至更快的可在10～30分钟消退，只有少数的会延长至数天。风团可反复发作，起一波消一波，再起一波……一天反复多次。风团融合成片时，看着会比较吓人，宝妈往往会被吓得赶紧带小宝就诊。

血管性水肿顾名思义以肿胀为主，常见症状为皮肤突然变厚、肿胀，局部发红、疼痛、有烧灼感，往往是在眼睑、口唇、手足这些皮下组织较疏松的部位出现。与风团不同的是，血管性水肿的伴随症状往往是疼痛而非瘙痒,且其消退速度较慢,需要2~3天,极少数情况可能持续数月。

* 荨麻疹表现为风团样

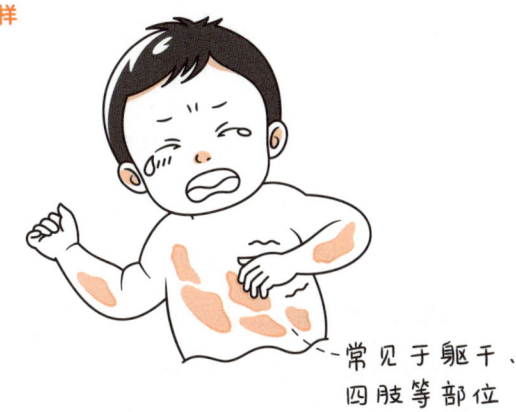

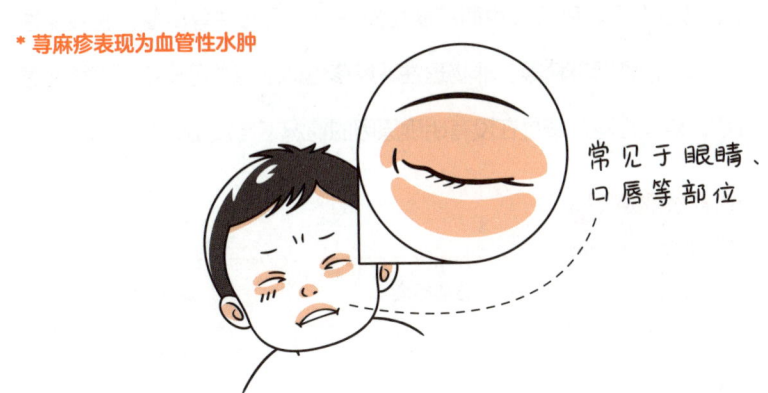

常见于躯干、四肢等部位

* 荨麻疹表现为血管性水肿

常见于眼睛、口唇等部位

值得注意的是,出现血管性水肿的时候,有可能会累及呼吸道黏膜,此时往往会伴随喉头水肿的症状,窒息的风险会增加,所以,虽然血管性水肿看着可能没有风团那么吓人,但它是更应该引起重视的。**宝妈一定要注意时刻监测小宝的呼吸状况，看看有没有出现突然的烦躁、哭闹或呼吸困难、喘息、昏迷等情况，如果有类似情况，一定要尽快带小宝就诊。**

荨麻疹的分类

根据病程长短，荨麻疹可分为急性荨麻疹（病程＜6周）和慢性荨麻疹（病程≥6周）。急性荨麻疹通常发病急、症状强烈，而慢性荨麻疹发病和症状都相对温和。此外，根据病因，荨麻疹还可分为诱导性荨麻疹和自发性荨麻疹。诱导性荨麻疹的具体种类很多，根据过敏原因又可分为两大类，物理性荨麻疹和非物理性荨麻疹。物理性荨麻疹包括人工荨麻疹（也叫皮肤划痕症）、日光性荨麻疹、胆碱能性荨麻疹、热性荨麻疹等，非物理性荨麻疹包括水源性荨麻疹、接触性荨麻疹。自发性荨麻疹是在没有明确原因的情况下自发出现的荨麻疹。

荨麻疹的分类

分类方法	分类标准	具体类别
按病程长短分	病程＜6周	急性荨麻疹
	病程≥6周	慢性荨麻疹
按诱因分	有明确诱因	诱导性荨麻疹
	无明确诱因	自发性荨麻疹

如何居家区分荨麻疹和湿疹？

荨麻疹和湿疹的皮疹表现很不一样，两者鉴别其实比较简单，大多数情况下，宝妈自己在家就能区分开。荨麻疹是快起快消的风团或水肿，如上述内容所讲，大部分荨麻疹是风团，一般会在24小时内自行消退，消退后通常不留痕迹。而湿疹的表现是持续存在的，且形态多样，可以有红斑、丘疹等多种表现，热的时候颜色更红，凉快下来颜色可变浅，但很少会在24小时内完全恢复正常。

当然，这只是初步的区分方法，如果宝妈对小宝皮疹的表现感到困惑或症状持续时间较长，建议宝妈尽早带小宝到医院就诊，由专业医生进行详细诊断和治疗。及时而准确的判断能够更好地保障宝宝的皮肤健康。

02
起荨麻疹怎么办？

荨麻疹的症状表现较轻微时，宝妈可尝试自行居家处理。如果风团超过24小时未消退，或者小宝除了皮肤有症状以外，还伴随发热、关节疼痛、喉头水肿、呼吸困难、喘憋等表现，则不建议宝妈自行居家处理，要及时带小宝线下就医。当然，如果宝妈自行护理或用药后，小宝的症状没有改善或者出现了嗜睡严重、不爱吃饭、精神不佳的表现，也建议宝妈带小宝及时线下就医。

轻微荨麻疹的应对方法

荨麻疹的应对主要包括2个方面：一是尽量避免接触诱发因素，去除过敏原；二是对症处理皮肤症状，减轻瘙痒，提高生活质量。

找到并规避过敏原，是治疗所有过敏性皮肤病首要考虑的方向。 比如小宝对花生过敏或者对狗毛过敏，在日常生活中应该严格避免小宝食用花生及含有花生的食物，或者家里不养宠物狗，外出也要少接触狗狗。上一节我们也谈到过，急性荨麻疹常常可以找到诱因（比如呼吸道感染等），通过去除诱因（如抗感染治疗），就可以减轻过敏症状，同时，避免再次感染可减少荨麻疹的复发。而慢性荨麻疹病因复杂，大部分难以找到明确的诱因，也就很难通过"去除过敏原、避免接触过敏原"来缓解病情。因此治疗慢性荨麻疹的重心主要是控制皮肤症状。

跟湿疹的治疗重点不同，荨麻疹的治疗主要靠口服抗组胺药物而不是外用药膏，因为荨麻疹的皮疹是短暂的，能自行消退，位置也不是固定的，因此外用药膏能起到的治疗效果很有限。在荨麻疹起风团的时候，宝妈可以尝试外用炉甘石洗剂、弱效激素药膏或是凉毛巾湿敷来暂时止痒，以加速皮疹消退，但这些方法无法抑制下一次风团的出现。

抗组胺药物的选择

治疗荨麻疹最主要的方法就是服用抗组胺药物。组胺是一种炎性介质，当机体受到各种刺激后，皮肤里的炎症细胞会活化，释放出多种炎性介质（其中组胺是最明确、最主要的介质），炎性介质与受体结合后，会引起血管扩张、渗透性增加，进而导致过敏症状（风团或水肿等）的出现。

抗组胺药物的作用，通俗的理解，就是"抢占"组胺受体，从而阻止组胺与其受体的结合，组胺无法与其受体结合，过敏症状就会得到有效控制。

* 抗组胺药物的作用机制

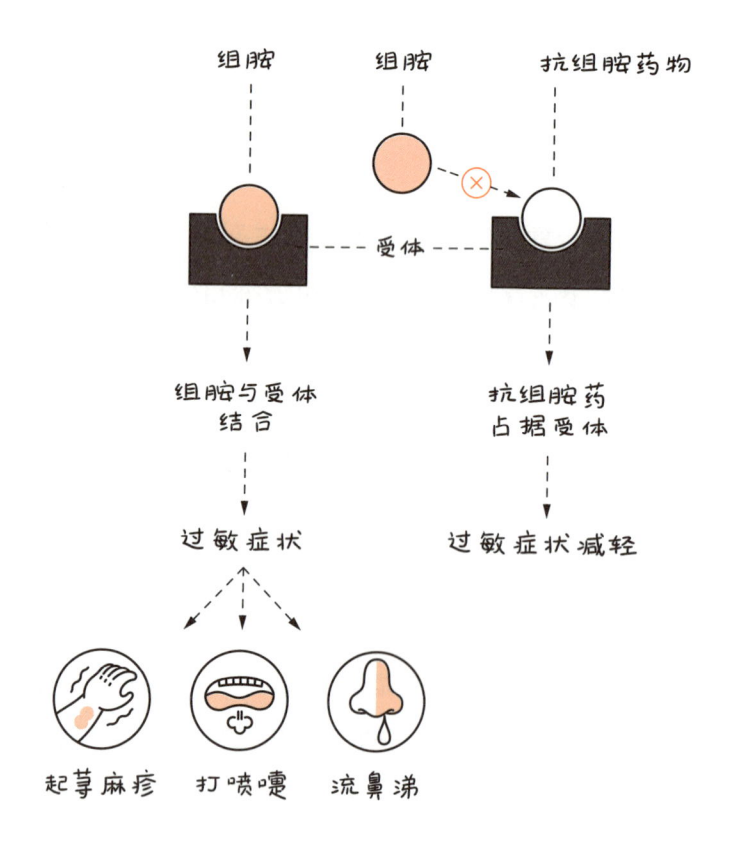

组胺　　　组胺　　　抗组胺药物
　　　　　　　　受体
组胺与受体　　　　抗组胺药
结合　　　　　　占据受体
过敏症状　　　　过敏症状减轻
起荨麻疹　打喷嚏　流鼻涕

　　抗组胺药物目前有三代，即第一代、第二代和第三代抗组胺药物。第一代代表药物有苯海拉明、马来酸氯苯那敏（扑尔敏）等；第二代代表药物有氯雷他定、西替利嗪等；第三代代表药物有地氯雷他定、左西替利嗪等。

第一代抗组胺药物有嗜睡、镇静等副作用，因此对于白天开展高空作业、精密仪器操作等工作的患者，不建议服用；对于夜间瘙痒厉害、入睡困难的小宝，可以在睡前服用。第二、第三代抗组胺药物嗜睡等副作用较轻，目前用得更多。

三代抗组胺药物代表药物及特点

抗组胺	代表药物	药物特点
第一代	苯海拉明、马来酸氯苯那敏（扑尔敏）	抗过敏效果明显，但容易有口干、嗜睡、镇静等副作用
第二代	氯雷他定、西替利嗪、依巴斯汀	抗过敏效果明显，副作用较小
第三代	地氯雷他定、左西替利嗪	抗过敏效果明显，副作用较小，但价格偏高

长期口服抗组胺药物安全吗？

有的小宝的荨麻疹很顽固，可能一减药或停药就会复发，因此需要长时间口服抗组胺药物，有的宝妈会担心药物的副作用，有所疑虑：长时间用药安全吗？

总体来说，口服抗组胺药物的安全性还是很高的，保险起见，连续服用药物1个月以上时，建议宝妈带小宝抽血化验一下肝肾功能，看是否正常，同时定期随访，由医生指导是否需要继续用药。

荨麻疹皮肤的护理

小宝起荨麻疹时，做好皮肤的护理可以减少皮肤瘙痒的感觉，尤其对于人工荨麻疹这个类型，加强护理还能起到很好的预防效果。

首先，要保持凉快。不少小宝的荨麻疹是因为热、出汗（一遇凉或者一吹冷风后很快起来的），保持皮肤凉快，可以降低皮肤的敏感性，避免皮肤因温度忽高忽低受到刺激而出现荨麻疹。

其次，要做好保湿。皮肤干燥会加重瘙痒的症状，因此加强保湿很重要。

最后，要减少摩擦。要给小宝选择纯棉、宽松、柔软、透气性好的衣服，领口、袖口不要有过多的设计，尤其不能太紧。如果小宝穿纸尿裤，要确保纸尿裤尺寸合适，避免穿尺寸偏小的纸尿裤；最好选择腰部是泡泡腰围的那种，以减少对腹部的摩擦；给小宝穿上纸尿裤后，宝妈一定记得要把魔术贴粘好、褶皱捋平整，避免这些地方摩擦皮肤。

* **小宝纸尿裤的选择及使用**

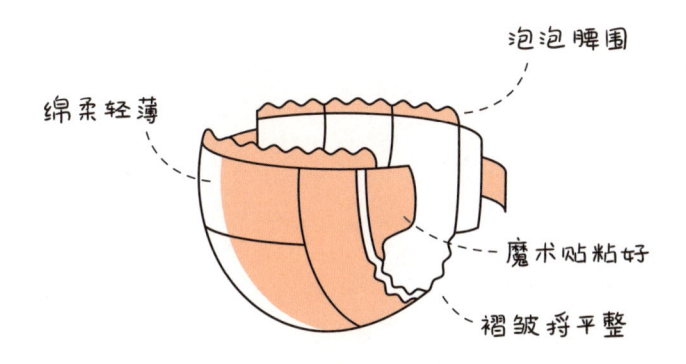

泡泡腰围
绵柔轻薄
魔术贴粘好
褶皱抻平整

需要重视的情况

小宝除了起荨麻疹外,如果还伴有不明原因反复低热、关节疼痛或肿胀、长时间腹痛等症状,那就需要去风湿免疫科就诊,进一步判断是否有免疫相关的疾病。荨麻疹虽然本身是一种皮肤病,但同样可能是其他系统性疾病,特别是风湿免疫疾病的皮肤表现之一。

附录

小宝食物/药物日记

记录日期			年　月　日
	上午	下午	晚上
何时开始吃（具体时间）			
食物/药物			
食物重量/药量（克）			

评估	上午	下午	晚上
消化道（口唇黏膜红肿、恶心、呕吐、腹痛等）			
呼吸道（鼻塞、咽痛、咳嗽、哮喘等）			
皮肤（是否起皮疹、皮疹部位、皮疹颜色等）			
大便（正常、拉稀、血便等）			
睡眠（良好、不佳、难入睡、易夜醒、易哭闹等）			
精神状态（良好、不佳）			
评估（正常 ○、有异常 ▲、无法判断 □）			

备注

记录日期			年　　月　　日
	上午	下午	晚上
何时开始吃（具体时间）			
食物/药物			
食物重量/药量（克）			

评估	上午	下午	晚上
消化道（口唇黏膜红肿、恶心、呕吐、腹痛等）			
呼吸道（鼻塞、咽痛、咳嗽、哮喘等）			
皮肤（是否起皮疹、皮疹部位、皮疹颜色等）			
大便（正常、拉稀、血便等）			
睡眠（良好、不佳、难入睡、易夜醒、易哭闹等）			
精神状态（良好、不佳）			
评估（正常 ○、有异常 ▲、无法判断 □）			

附录 小宝食物 / 药物日记

备注

记录日期			年　月　日
	上午	下午	晚上
何时开始吃（具体时间）			
食物 / 药物			
食物重量 / 药量（克）			

评估	上午	下午	晚上
消化道（口唇黏膜红肿、恶心、呕吐、腹痛等）			
呼吸道（鼻塞、咽痛、咳嗽、哮喘等）			
皮肤（是否起皮疹、皮疹部位、皮疹颜色等）			
大便（正常、拉稀、血便等）			
睡眠（良好、不佳、难入睡、易夜醒、易哭闹等）			
精神状态（良好、不佳）			
评估（正常 ○、有异常 ▲、无法判断 □）			

备注

后记

历经近三年的时间，这本书终于要跟宝妈们见面了。

2022年2月，当得知自己要当妈妈了，我欣喜若狂。我想送宝宝一份礼物，这是我作为妈妈这一全新身份送给宝宝的第一份礼物。我希望，这份礼物是我自己亲手做的，这会更有纪念意义。我也希望，这份礼物是可以用来分享的，从我记事起，我的母亲就教导我，"分享使人快乐"，我想把这句话送给我的宝宝。我更希望，这份礼物是能够经得起时间考验的，待宝宝长大成人、为人父母时，她也可以骄傲地跟自己的宝宝说："这是你外婆送给我的礼物。"

考虑许久，我决定写一本书，把它作为我送给宝宝的第一份礼物。作为儿童皮肤科的医生，我深知有很多新手妈妈会因为小宝的皮肤问题而焦虑、苦恼。如果能写一本实用的儿童护肤书，我想它将帮助万千新手妈妈，更高效地护理小宝的皮肤，更从容地面对湿疹、皮炎等常见的儿童皮肤问题。这是一件很有意义的事情，是更大范围的"分享"——分享我的专业知识。而在二三十年后，我的孩子也可以参考我在书中所分享的知识，去护理自己的宝宝，这是多么有趣的一件事！最重要的是，这本书的内容都是我逐字逐句写下的，这是切切实实的"我亲手做的"礼物。这份礼物，将伴随着肚子里的宝宝一起，慢慢成形，慢慢长大，并一起诞生在这个世界，想想都令我兴奋不已！"还有八个月"，我在心中暗自下定决心，等到宝宝出生，我要完成书稿！

有了这个目标，第二天我就着手写了。在最开始的一周，我动力满满，下班回家后，就坐在电脑前，敲个不停。写了四千多字的时候，我拿给家人看，可是得到的反馈却是出奇的一致——写得太专业，不太好理解。我恍然大悟，对宝妈们"实用"的儿童护肤书，一定要通俗易懂，这是前提、是基础！我开始设身处地地思考，如果是没有医学基础的新手妈妈，希望拿到手的是怎样的一本书呢？我用了大概2周的时间调整了整本书的内容框架和语言风格，在确定好方向后，我重新出发！

2022年4月，严重的孕吐反应和身体的不适，让我不得不暂停写作。5月我恢复写作，但是恰如古人所言"一鼓作气，再而衰，三而竭"，此时，我的写作效率远不如之前。6月的时候，因为低血压，我在家中晕倒了，万幸的是，晕倒在了沙发上。因为这件事，家里人都劝我停止写作，工作之余要多休息。孕期低血压、频繁的夜醒、越来越大的肚子，轮番给我敲退堂鼓。可是每当宝宝在我肚子里踢我的时候，我仿佛感受到了宝宝对这份礼物的期待，是啊，这是我跟宝宝的约定，也是我跟万千新手妈妈的约定，我不能放弃！

最后经过"多轮交涉"，家人同意我继续写作，但作为交换条件，我每天写作的时长不能超过1小时。在那段特殊的日子里，每天1小时的写书时间，既像是我跟宝宝诉说着心中无尽的期盼，又像是我跟万千相遇过或未曾谋面的妈妈在安静地聊天。直到预产期前半个月，在家人的再三建议下，我决定停笔，专心迎接小宝宝的到来。可我仍在心里盘算着，"卸货"以后还有几个月的产假，那时我就可以专心写书了！

很快我就发现，自己的想法过于乐观了。本以为有医生的身份加持，自己可以从容应对宝宝出生后的各种挑战，可是跟所有产妇一样，月子期间我的身体很虚弱，情绪也不太稳定。5个月的产假期间，宝宝的吃喝拉撒睡几乎占据了我绝大多数的时间，不要说写作了，我甚至都没有碰过电脑。

宝宝的到来，给妈妈带来无数欢乐的同时，也带来了很大的压力，尤其是宝宝小的时候，需要妈妈投入很多的精力去照顾。正因为喜欢孩子，我选择了当儿科医生，等到自己当了妈妈，才切实地体会到，新手妈妈有多么的不容易，湿疹反反复复对小宝和妈妈的影响有多大。在产假最后一天，我抱着我的宝宝在窗户前晒太阳，我跟她说："妈妈承诺给你的第一份礼物，妈妈一定会用心做好。"

坦率地说，在休完产假后的一年多时间里，我的生活比以前要忙乱太多，自己也曾数次想要放弃写这本书。每当这个时候，跟宝宝的约定，就会蹦出来提醒我：要坚持下去，因为这个约定，也是跟无数宝妈的约定。虽然书稿进度缓慢，但庆幸的是自己坚持下来了。

这本书终于能够跟宝妈们见面了，除了兴奋，我心中更多的是感激。我要衷心地感谢我的恩师李若瑜教授、涂平教授、余进教授、常建民教授（北京大学医学部），从老师们这里，我不仅学习了专业的医学知识和技能，更重要的是学会了如何做一个严谨、有责任心的好医生，为患者看好病的同时，让患者感受到温暖。

感谢我的工作单位——首都儿科研究所附属儿童医院（儿研所），在院领导班子的带领下，医院不断发展壮大，为我们医生提供了更好的工作条件和更多的职业发展机会，让我们能够为患儿提供更优质的医疗服务，实现自我的价值；感谢刘晓雁教授、张高磊教授不厌其烦的指导，让我在面对疑难杂症时更加从容自信。

感谢我亲爱的家人，从始至终，你们都是我最坚实的后盾，默默地支持我、鼓励我，让我有勇气去面对一切挑战；我要感谢上天赐予我的小宝贝小柒，你让妈妈变得更加坚强和勇敢，让妈妈更有动力去做你的榜样。我爱你们！

最后，我要感谢万千患儿的家长，八年的时间里，我已诊治十余万的患儿，感谢你们的信任和认可，让我能够始终坚守初心、对工作保持热爱。"金杯银杯不如患者的口碑"，你们的信任，是我从医生涯中最宝贵的财富，我愿尽我之所能，与家长朋友们一起努力，共同守护宝宝的皮肤健康！